Benjamin Erdle
Carsten Bünger
Niels Grabow

Peripher-endovaskuläre Anwendung von PLLA/P4HB-Stents am Schwein

Benjamin Erdle
Carsten Bünger
Niels Grabow

Peripher-endovaskuläre Anwendung von PLLA/P4HB-Stents am Schwein

Eine tierexperimentelle Studie zur endovaskulären Anwendung eines neuen biodegradierbaren Stents aus PLLA/P4HB

Südwestdeutscher Verlag für Hochschulschriften

Impressum / Imprint
Bibliografische Information der Deutschen Nationalbibliothek: Die Deutsche Nationalbibliothek verzeichnet diese Publikation in der Deutschen Nationalbibliografie; detaillierte bibliografische Daten sind im Internet über http://dnb.d-nb.de abrufbar.
Alle in diesem Buch genannten Marken und Produktnamen unterliegen warenzeichen-, marken- oder patentrechtlichem Schutz bzw. sind Warenzeichen oder eingetragene Warenzeichen der jeweiligen Inhaber. Die Wiedergabe von Marken, Produktnamen, Gebrauchsnamen, Handelsnamen, Warenbezeichnungen u.s.w. in diesem Werk berechtigt auch ohne besondere Kennzeichnung nicht zu der Annahme, dass solche Namen im Sinne der Warenzeichen- und Markenschutzgesetzgebung als frei zu betrachten wären und daher von jedermann benutzt werden dürften.

Bibliographic information published by the Deutsche Nationalbibliothek: The Deutsche Nationalbibliothek lists this publication in the Deutsche Nationalbibliografie; detailed bibliographic data are available in the Internet at http://dnb.d-nb.de.
Any brand names and product names mentioned in this book are subject to trademark, brand or patent protection and are trademarks or registered trademarks of their respective holders. The use of brand names, product names, common names, trade names, product descriptions etc. even without a particular marking in this works is in no way to be construed to mean that such names may be regarded as unrestricted in respect of trademark and brand protection legislation and could thus be used by anyone.

Coverbild / Cover image: www.ingimage.com

Verlag / Publisher:
Südwestdeutscher Verlag für Hochschulschriften
ist ein Imprint der / is a trademark of
OmniScriptum GmbH & Co. KG
Heinrich-Böcking-Str. 6-8, 66121 Saarbrücken, Deutschland / Germany
Email: info@svh-verlag.de

Herstellung: siehe letzte Seite /
Printed at: see last page
ISBN: 978-3-8381-3822-0

Zugl. / Approved by: Rostock, UR, Diss., 2013

Copyright © 2014 OmniScriptum GmbH & Co. KG
Alle Rechte vorbehalten. / All rights reserved. Saarbrücken 2014

INHALTSVERZEICHNIS

1 EINLEITUNG 1
    1.1   Permanente Stents 4
        1.1.1 Arzneimittel freisetzende Stents 5
    1.2   Biodegradierbare Stents 7
        1.2.1 Biodegradierbare Metall-Stents 8
        1.2.2 Biodegradierbare Polymer-Stents 9
2 ZIELSETZUNG 14
3 MATERIAL UND METHODEN 15
    3.1   Stents 15
        3.1.1 Metall-Stents 15
        3.1.2 Polymer-Stents 15
        3.1.3 Polymer-Stent mit röntgendichter Markierung 16
    3.2   Tiermodell 17
        3.2.1 Akut-Versuche 18
        3.2.2 4-Wochen-Versuche 18
    3.3   Versuchsaufbau 19
        3.3.1 Operations-Vorbereitung 19
        3.3.2 Operations-Durchführung 20
        3.3.3 Operations-Abschluss und Nachbehandlung 25
    3.4   Peri- und postoperative Untersuchungen 28
        3.4.1 Basisparameter 28
        3.4.2 Bildgebende Verfahren 29

		3.4.3 Histologische Untersuchungen	33
	3.5	Statistische Analyse	38
4	ERGEBNISSE		39
	4.1	Stents	39
	4.2	Tiermodell & Versuchsaufbau	40
		4.2.1 Akut-Versuche	40
		4.2.2 4-Wochen-Versuche	44
	4.3	Peri- und postoperative Untersuchungen	44
		4.3.1 Basisparameter	44
		4.3.2 Bildgebende Verfahren	47
		4.3.3 Histologische Untersuchungen	54
5	DISKUSSION		60
6	ZUSAMMENFASSUNG		80
7	LITERATURVERZEICHNIS		82
8	ABKÜRZUNGSVERZEICHNIS		101
9	ABBILDUNGSVERZEICHNIS		103
10	TABELLENVERZEICHNIS		104

1 EINLEITUNG

In einer alternden Population, wie der Deutschlands, gewinnt die Arteriosklerose als eine Erkrankung mit altersabhängiger Prävalenz zunehmend an Bedeutung [1]. Genetische Veranlagung, Rauchen, arterielle Hypertonie und Diabetes mellitus sind neben dem Alter Hauptrisikofaktoren für Arteriosklerose [1, 2]. Gemäß der Definition der Weltgesundheitsorganisation ist „die Arteriosklerose [ist] eine variable Kombination von Intimaveränderungen, bestehend aus herdförmigen Ansammlungen von Lipiden, komplexen Kohlenhydraten, Blut, Blutbestandteilen, Bindegewebe und Kalziumablagerungen, verbunden mit Veränderungen der Arterienmedia". Diese herdförmigen Ansammlungen und Gefäßwandveränderungen (Plaques) führen zur Verengung des koronaren und peripheren Gefäßsystems [3]. Durch insuffiziente Sauerstoffversorgung der Endorgane werden diese Gefäßverengungen wiederum am häufigsten als Koronare Herzkrankheit, Herzinfarkt, Schlaganfall oder periphere arterielle Verschlusskrankheit (pAVK) symptomatisch.

Bei der peripheren arteriellen Verschlusskrankheit kommt es, wie der Name andeutet, zu einem teilweisen (Stenose) oder vollständigen Verschluss (Okklusion) der peripheren Arterien. Die mit dem höheren Lebensalter ansteigende Prävalenz der pAVK und ihre Bedeutung werden von Ärzten und Patienten unterschätzt [4]. Die Gesamtprävalenz der pAVK liegt bei 3 – 10 %, ab einem Alter von über 70 Jahren steigt sie sogar auf 15 – 20 % [5, 6]. Die Überalterung der Gesellschaft und die wachsende Zahl an Diabetikern lassen bis 2020 einen Anstieg der gefäßmedizinischen Arbeitsbelastung durch periphere arterielle Verschlusskrankheiten um mehr als 40 % erwarten [7].

Im niedrigsten Stadium der klinischen Einteilung nach Fontaine [8] ist die Erkrankung asymptomatisch (Stadium I). Verschlechtert sich der Zustand, sind belastungsabhängige Schmerzen (Claudicatio intermittens, Stadium II) bis hin zu Ruheschmerzen (Stadium III) und gangränösen Nekrosen (Stadium IV) der Extremitäten die Folge. In Abhängigkeit vom klinischen Stadium, der Lokalisation, Länge und Schweregrad der Stenose sowie Begleiterkrankungen des Patienten stehen neben der konservativen Therapie auch verschiedene operative und interventionelle Verfahren zur Verfügung. Eine Wiederherstellung des Blutflusses (Revaskularisation) kann maximalinvasiv durch Eröffnung und Ausschälung des Gefäßes (Atherektomie) sowie Umgehung der Engstelle (Bypass) mithilfe körpereigenen (Vene) oder körperfremden Materials (Kunststoff) erreicht werden. Eine Amputation der Extremität gilt als Ultima Ratio. Leitliniengemäß sollen ab Claudicatio intermittens (Stadium II nach Fontaine) minimalinvasive endovaskuläre Techniken wie die perkutane transluminale Angioplastie (PTA), gegebenenfalls in Kombination mit der Implantation eines Stents, bevorzugt angewendet werden, wenn damit eine den maximalinvasiven operativen Techniken mindestens gleichwertige symptomatische Verbesserung zu erwarten ist [9, 10].

Bei der PTA wird ein dilatierbarer Ballonkatheter mit Führungsdrähten über das Gefäßlumen (endovaskulär) bis in die Stenose vorgeschoben und expandiert. Während der Dilatation dehnt der Ballon das Gefäß auf und drückt die stenosierenden Kalkablagerungen in die Gefäßwand [11]. Dotter und Judkins beschrieben erstmals 1964 die endovaskuläre Behandlung arteriosklerotischer Obstruktionen in Femoralarterien mittels nicht-dilatierbarer, jedoch bougierender Katheter [12]. Grüntzig erprobte 1976 erstmals dilatierbare Katheter erfolgreich an peripheren arteriellen Verschlüssen [13]. Ein Jahr später führte Grüntzig die erste erfolgreiche perkutane Rekanalisation eines Koronargefäßes (engl. Percutanous Transluminal Coronar Angioplasty, PTCA) am Menschen durch [14]. Kurzfristig erfüllte dieses Verfahren erfolgreich den Zweck der Stenosebeseitigung. Bei der Ballonangioplastie kommt es allerdings gleichzeitig zu einer Verletzung der Arterienwand und einer hierdurch induzierten reaktiven Wundheilung, die in 30 – 60 % der Fälle bereits nach 6 Monaten zu einem Wiederverschluss der behandelten Gefäße führt [15-17]. Diese postangioplastische Restenose ist bedingt durch komplexe, multifaktorielle, sich gegenseitig beeinflussende und überlappende Mechanismen [18-23]. Zunächst kommt es, bedingt durch die elastischen Fasern in der Tunica media, innerhalb der ersten 24 Stunden zu einer akuten mechanischen Gefäßwand-Rückstellung (engl. Recoil) [24]. Gleichzeitig werden, in Korrelation mit der Verletzungsschwere, Leukozyten an der Verletzungsstelle rekrutiert. Diese Entzündungsreaktion ist entscheidend für den weiteren Ablauf der Restenose [25, 26]. Endothelschaden und Entzündungsreaktion führen sowohl zum Verlust antithrombotischer Faktoren, als auch zur Freilegung von subendothelialem prothrombotischem Fibrin. Die Anlagerung und Aktivierung von Thrombozyten führt zur Freisetzung prothrombotischer Zytokine mit der Folge weiterer lokaler Plättchenaktivierung und Fibrinsekretion. Es kommt zur Ausbildung eines Abscheidungsthrombus [27]. Bereits nach 48 Stunden und über die darauffolgenden Wochen hinweg kommt es zur fortlaufenden Proliferation und Migration glatter Gefäßmuskelzellen aus der Tunica media sowie zur Produktion extrazellulärer Matrix. In diesem stenosierenden Prozess der neointimalen Hyperplasie (NIH), bestehend aus neointimaler Proliferation und Hyperplasie der Tunica media, entsteht die sogenannte Neointima [26]. Dieser Umbauprozess der Gefäßwand, bei dem sich das Ausmaß der Arterienwand verändert, wird auch als Remodeling beschrieben. Vergrößert sich hierbei eine arterielle Querschnittsfläche chronisch-reaktiv, beispielsweise um Plaquebildung zu kompensieren, spricht man von adaptivem oder positivem Remodeling. Eine Verkleinerung der Fläche hingegen, wie sie postinterventionell durch die neointimale Hyperplasie auftritt, wird als pathologisches oder negatives Remodeling bezeichnet [20]. Um ein negatives Remodeling zu unterbinden und eine nachhaltige Eröffnung

PTA-dilatierter Gefäßengen zu erreichen, wurde mit dem endoluminalen Einbau röhrenförmiger Gerüste als Gefäßstützen, sogenannter Stents, experimentiert.

1.1 Permanente Stents

Die erste Anwendung endovaskulärer Gefäßstützen wurde 1912 beschrieben als Nobelpreisträger Alexis Carrel (1873-1944) Glasröhren in die Aorta thoracica von Hunden einsetzte [28]. Der Eigenname Stent stammt ursprünglich von einem englischen Zahnarzt, Charles T. Stent (1807-1885), ab. Er entwickelte 1856 ein Gerüst aus Zahnabdruckmasse zur Ausformung oralchirurgischer Gewebetransplantate, welches erstmals 1916 mit dem Eigennamen „Stent" beschrieben wurde [29]. Dotter beschrieb 1969 den Einsatz von Plastikröhrchen und Spiralen aus Stahldraht an peripheren Hundearterien [30]. 1983 wiederholte er die Versuche mit Nitinol-Spiralen [31]. Der erste am Menschen erprobte ballon-expandierbare Metall-Stent wurde 1987 von Palmaz und Schatz in eine Arteria iliaca implantiert [32]. Ein Jahr später wurde der erste „Palmaz-Schatz-Stent" in ein Koronargefäß eingesetzt [33]. Sigwart setzte noch im gleichen Jahr selbstexpandierende Stents sowohl an peripheren Gefäßen wie auch an Koronararterien ein [34]. Stents verhindern als Platzhalter vor allem die akute Gefäßrückstellung (Recoil) und senken somit effektiv die Restenoserate [15, 16, 35]. Die erste am Menschen eingesetzte Generation vaskulärer Stents bilden konventionelle, unbeschichtete Stents aus medizinischem rostfreiem Metall (engl. Bare Metal Stents, BMS) wie beispielsweise Edelstahl (316L) oder Nitinol (Nickel-Titanium-Legierung) [36]. Mittlerweile sind Metall-Stents verschiedenster Designs, Metalllegierungen und Applikationsarten verfügbar [37]. Allen gemeinsam ist ihre Eigenschaft nach erfolgter Implantation permanent im Körper zu verbleiben.

Nachdem 1994 die Überlegenheit von Stents bezüglich der Offenheitsrate gegenüber alleiniger Ballon-PTCA nachgewiesen wurde, etablierte sich die Stent-PTCA, trotz weiterhin bestehender Mängel, schnell als gängige klinische Praxis zur Behandlung von Koronarstenosen [15, 16]. Da metallische Oberflächen thrombogen wirken und zur Thrombusbildung führen, wurde eine duale Thrombozytenaggregationshemmung mit Acetylsalicylsäure (ASS) und Ticlopidin oder Clopidogrel eingeführt, die eine Ausbildung von Thromben im Stent erfolgreich verminderte [38, 39]. Dennoch traten weiterhin bei 15 - 40 % der Patienten, 6 Monate nach Stent-PTCA mit Bare Metal Stents (BMS), Restenosen der gestenteten Gefäßbereiche (engl. In-Stent-Restenose, ISR) auf [23, 40, 41]. Als Hauptursache für diese chronische In-Stent-Restenose wurde die neointimale Hyperplasie identifiziert [22, 23, 25, 26, 41].

1.1.1 Arzneimittel freisetzende Stents

Einen möglichen Ansatz zur Vermeidung der ISR verfolgt die Entwicklung der Arzneimittel freisetzenden Stents (engl. Drug-Eluting-Stent, DES). Über ihre Funktion als Gefäßstütze hinaus, dienen diese zur kontinuierlichen Freisetzung (Elution) von biologisch aktiven Substanzen. Ein DES besteht aus drei Einheiten: Dem Stent-Gerüst als Basis, einer ummantelnden Trägerschicht für ein Arzneimittel, und dem Arzneimittel selbst. Die erste Generation der DES besteht aus einem permanenten BMS als Basis mit einer Beschichtung aus dauerhaftem, nicht-degradierbarem Polymer. In diese Trägerschicht wird während der Herstellung ein antiproliferatives oder immunsupprimierendes Arzneimittel eingearbeitet, welches nach der Implantation kontrolliert und lokal freigesetzt wird [42]. Häufig verwendete antiproliferative Arzneimittel sind das Immunsuppressivum Sirolimus und das Zytostatikum Paclitaxel [43-45]. Die relativ hochdosierte Freisetzung dieser Arzneimittel an der Stelle des Gefäßschadens unterdrückt die

Entzündungsreaktion und damit die neointimale Hyperplasie sowie die In-Stent-Restenose [37]. Nach ihrer Markteinführung 2002 konnten sich die Arzneimittel freisetzenden Stents vor allem in der koronaren Anwendung beweisen. Die bis zu diesem Zeitpunkt immer noch hohe Restenoserate von bis zu 20 % bei Verwendung permanenter BMS konnte durch Hemmung der Entzündungsreaktion und neointimalen Proliferation bei Verwendung von DES auf unter 10 % gesenkt werden [46-51]. Kurz nach ihrer Zulassung wurden DES in den USA daher bereits bei 35 % aller Stent-Implantationen verwendet [52]. Der Sturmlauf dieser neuen Technologie setzte sich fort. Im Jahre 2003 wurden in den USA 84 % der jährlich durchgeführten Koronarinterventionen als DES-PTCA durchgeführt, 2006 bereits 90 % [53-55]. Große Meta-Studien bestätigten eine niedrigere Restenoserate durch den Einsatz von DES bei der Stent-PTCA, konnten jedoch im Vergleich zu unbeschichteten BMS keine Senkung der Mortalität oder Myokardinfarktrate nachweisen [43, 56]. Ein Grund hierfür liegt in der unspezifischen Hemmungswirkung der Antiproliferativa. Sie bremsen nicht nur effektiv die NIH, sondern auch die Einheilung der Stents in die Gefäßwand durch Bedeckung mit Endothelzellen, die sogenannte Endothelialisierung [48, 57, 58]. Der verlangsamte Einheilungsprozess des Fremdkörpers erhält seine Thrombogenität aufrecht und führt zur gefürchteten späten (1 Monat – 1 Jahr postimplantär) und sehr späten (> 1 Jahr postimplantär) Stent-Thrombose [57-59]. Gefördert werden diese Komplikationen durch die Unterdrückung der endothelabhängigen vasomotorischen Funktionalität, eine endotheliale Dysfunktion und eine erhöhte Thromboplastinausbildung in den mit DES versorgten Gefäßabschnitten [60-64]. Untersuchungen konnten außerdem eine unvollständige Stentanlage an die Gefäßwand und allergische Überempfindlichkeitsreaktionen gegen die permanente Polymerbeschichtung als begünstigende Faktoren der Stent-Thrombose identifizieren [65-68]. In einer experimentellen Studie an Schweinen wurden Induktion von Entzündung, Thrombose und NIH durch die permanente polymerische

Schicht von DES nachgewiesen [69]. Um eine schnelle und vollständige Endothelialisierung der DES zu ermöglichen, darf deren Beschichtung weder thrombogen wirken, noch eine höhergradige Entzündungsreaktion hervorrufen [70]. DES scheinen lediglich eine Verzögerung der ISR zu bewirken [71]. Kommt es schließlich doch zur ISR, sind die Folgen mindestens ebenso schwerwiegend wie bei den BMS [72]. In neueren DES wird daher versucht, durch Veränderung der polymerischen Trägerbeschichtungen und der freigesetzten Arzneimittel diesen Problemen entgegen zu steuern. Neue Wirkstoffe wie Sirolimus-Analoga Zotarolimus [73], Everolimus [74] und Biolimus [75], werden ebenso untersucht wie spezielle DES-Beschichtungen, die eine endotheliale Einheilung aktiv vorantreiben [76]. Die Trägerschichten aus dauerhaften Polymeren werden in DES der zweiten Generation durch biologisch abbaubare (biodegradierbare) ersetzt oder gar komplett entfernt [75, 77, 78]. Durch Nutzen der Depotfähigkeit mikrostrukturierter oder mikroporöser Stentoberflächen konnten, trotz Entfernung der permanenten Polymerbeschichtung, ein Erhalt der Fähigkeit zur Arzneimittelfreisetzung und weiterhin niedrigere Restenoseraten erzielt werden [71], ein langfristiger Vergleich mit bereits etablierten DES hinsichtlich Sicherheit und Effektivität steht jedoch noch aus [77]. Die Speicherkapazität und Fähigkeit zur kontrollierten Medikamentenfreisetzung dieser Stents sind sehr eingeschränkt [78].

1.2 Biodegradierbare Stents

Vom Körper vollständig abbaubare, sogenannte biodegradierbare Stents stellen eine weitere Möglichkeit dar, um Komplikationen durch einen verbleibenden Fremdkörper wie In-Stent-Restenose und Stent-Thrombose zu verhindern [77, 79, 80]. Da sie sich im Laufe der Zeit auflösen, versprechen sie idealerweise eine temporäre Gefäßstütze bis zum Abschluss der Gefäßheilung ohne die langfristigen Folgen eines dauerhaften Metall-Stents mit sich zu bringen [81]. Das ideale Design eines biodegradierbaren Stents setzt hierbei mechanische Eigenschaften voraus, die eine ausreichende Stütze der Gefäßwand über die benötigte Zeit zulassen. Sie müssen biokompatibel sein und eine adäquate Degradationszeit besitzen um sich schließlich aufzulösen ohne dabei eine starke Entzündungsreaktion hervorzurufen. Dabei spielt sowohl das Design wie auch die Wahl des richtigen Materials eine entscheidende Rolle. Außerdem ist eine gute Fähigkeit zur Speicherung und Abgabe von Arzneimitteln essentiell, sollte der Stent später mit einem antiproliferativen Wirkstoff versetzt werden, um als biodegradierbarer DES zu dienen. Diese technischen Herausforderungen in ihrer Entwicklung bremsten bislang die erfolgreiche Entwicklung biodegradierbarer Stents [82]. Entsprechend der verwendeten Materialien werden bioabbaubare Stents in die zwei Gruppen der Polymer- und Metall-Stents unterteilt.

1.2.1 Biodegradierbare Metall-Stents

Biodegradierbare Metall-Stents lösen sich durch Biokorrosion in absorbierbare Metallmoleküle auf, wie sie natürlicherweise im Körper vorkommen. Die prominentesten Beispiele dieser Stent-Klasse bestehen aus Eisen oder Magnesium. Der erste vollständig biodegradierbare Metall-Stent bestand zu 99,8 % aus korrodierbarem Eisen. Bei seiner endovaskulären Erprobung im Tierversuch wurden weder Restenosen durch neointimale Hyperplasie, Thrombosen, Entzündungsreaktionen, systemische Toxizität oder andere Komplikationen in größerem Ausmaß festgestellt [83]. Ein Jahr postimplantär zeigte sich allerdings ein zu geringer Abbau des Stents, weshalb bislang noch an Wegen zur Beschleunigung seiner Degradation durch Biokorrosion geforscht wird [84].

Eine wesentlich schnellere Biodegradation verspricht der absorbierbare Magnesiumstent (AMS) der Firma Biotronik aus Berlin. Dieser Stent bestand in seiner ersten Generation (AMS I) zu 93 % aus Magnesium und zu 7 % aus seltenen Erdmetallen. Es handelt sich hierbei um den ersten biodegradierbaren Metall-Stent der am Menschen erprobt wurde. Im Einsatz an infrapoplitealen Arterien [85] zeigte er mit Edelstahlstents (316L) vergleichbare mechanische Eigenschaften [79]. In der PROGRESS AMS Studie folgte die erfolgreiche Erprobung an Koronargefäßen [86]. Dabei wies der AMS eine zu schnelle Biodegradation auf, bereits nach 4 Monaten hatte er sich nahezu vollständig abgebaut. Bei seinem Nachfolger (AMS II) konnten, durch eine Veränderung der Magnesiumlegierung, verbesserte mechanische Eigenschaften und ein langsameres Degradationsverhalten erreicht werden. Außerdem wurde ein Arzneimittel zur Elution inkorporiert und das Profil der Stentstreben verdünnt [87]. In seiner dritten Generation (AMS III) wurde eine zusätzliche bioresorbierbare Polymerbeschichtung zur Arzneimittelfreisetzung aufgetragen. Als Paclitaxel freisetzender biodegradierbare DES (DREAMS) wird der AMS III derzeit in der BIOSOLVE-I-Studie am Menschen getestet; Ergebnisse stehen noch aus.

1.2.2 Biodegradierbare Polymer-Stents

Biodegradierbare Polymere sind Verbindungen monomerer Makromoleküle wie etwa des Milchsäuremoleküls (Lactid). Durch eine vielkettige Aneinanderreihung von Milchsäure entsteht die Polylactidsäure (engl. Poly-lactid-acid, PLA). In Abhängigkeit der in dieser Kette vorkommenden D- oder L-Enantiomere spricht man vom Poly(-D/L)-Lactid. Über den Krebszyklus kann Milchsäure vom Körper bis zu seinen endgültigen Abbauprodukten Wasser und Kohlendioxid metabolisiert werden. Polymere aus D-Isomeren der Polylactidsäuren (PDLA) haben – ebenso wie ihre Kombination mit L-Isomeren als PDLLA - eine größere Viskoelastizität als Polymere aus reinem

PLLA und verformen sich daher auf Kosten der mechanischen Stabilität schneller [88]. PLLA und PDLA gehören zu den am häufigsten verwendeten Materialien für die Herstellung biodegradierbarer Stents [89]. Da Polymere nicht die gleiche mechanische Stabilität wie Metalle besitzen, sind bei der Herstellung von Polymer-Stents sowohl die Verarbeitung der Polymer-Ketten (Länge, Orientierung, Molekulargewicht) wie auch das Stentdesign (Dicke und Anordnung der Streben) von entscheidender Bedeutung um eine ausreichende radiale Tragfähigkeit zu erreichen. Ebenso wichtig verhält es sich mit der Biokompatibilität vor, während und nach der Degradation. Polymer-Stents sollten außerdem gut lagerbar, einfach in das Gefäßsystem einbringbar und am gewünschten Zielort platzierbar sein.

Tamai et al. führten 2000 erfolgreich die erste Implantation eines biodegradierbaren Polymer-Stents aus reinem PLLA (Igaki-Tamai®, Igaki Medical Planning Company, Kyoto, Japan) an Koronararterien von Menschen durch. Seine mechanische Stabilität ist vergleichbar mit der eines Palmaz-Schatz-Stents [90]. Der Stent wird seit 2005 in veränderter Form für die Behandlung von Stenosen der Arteria femoralis superficialis angewendet, wobei er eine Restenoserate von 30 % nach 6 Monaten aufweist [91]. Vogt et al. hingegen nutzen PDLA als Basis für ihre Forschung an biodegradierbaren Stents in Tierversuchen [92]. Im BVS-Stent (Bioresorbable Vascular Scaffold, Abbott Vascular, Santa Clara/CA, USA) wird eine Kombination aus semikristallinem, stabilem PLLA-Gerüst mit einer Beschichtung aus amorphem, Everolimus freisetzendem PDLLA vereint [93, 94]. Die Degradationszeit für den BVS-Stent wird mit 2-3 Jahren angegeben. Der erste BVS-Stent (Revision 1.0) wurde in der ABSORB Cohort A Studie in Koronargefäßen am Menschen erprobt. Nach 2 Jahren war eine Wiederherstellung der vasomotorischen Fähigkeiten der Gefäße nachweisbar [95]. Jedoch war auch eine gewisse Lumenminderung nach 6 Monaten zu verzeichnen [96], weshalb der BVS neu gestaltet wurde. Als BVS Revision 1.1 durchlief er in veränderter chemischer Zusammensetzung und neuem

Design die ABSORB Cohort B Studie in der er eine verbesserte radiale Tragfähigkeit demonstrierte [97].

Auch das Institut für biomedizinische Technik der Universität Rostock untersucht in Zusammenarbeit mit der Abteilung für Gefäßchirurgie der Universitätsklinik Rostock Materialeigenschaften von PLLA für die Anwendung als Stent im peripheren Gefäßsystem. Hierfür wurden zunächst charakteristische Belastungsmomente eines Stents wie Expansion, Recoil oder Kollaps in einem Berechnungsverfahren der Festkörpersimulation (Finite-Element-Methode) durchgespielt und deren Auswirkungen auf das mechanische Materialverhalten analysiert [98]. Mithilfe eines Lasers wurden anschließend, ähnlich dem Herstellungsprozess von Metall-Stents, ballonexpandierbare, geschlitzte Röhrenstents aus PLLA-Röhrchen herausgeschnitten. Unterschiedliche PLLA-Mischverhältnisse mit dem Weichmacher Triethylzitrat (TEC) sowie der Einfluss des CO_2-Lasers beim Schneiden des Materials und dessen Sterilisation wurden hierbei hinsichtlich thermomechanischer und physikalisch-chemischer Eigenschaften untersucht. Die mechanischen Eigenschaften des reinen PLLA-Stents erwiesen sich mit einem geringen Recoil (< 5 %), hohen Kollapsdruck (0,7 – 1,3 bar) und fehlendem Kriechverhalten vergleichbar mit denen eines handelsüblichen permanenten Metall-Stents [99]. Im Tierversuch wurde dieser PLLA-Stent nun mit einem Mischpolymer-Stent, bestehend aus 80 % PLLA, 10 % Poly-ε-Caprolacton (PCL) und 10 % TEC, verglichen [100]. Die Polymer-Stents wurden an einem Schweinemodell zur Überbrückung der Anastomosen einer y-förmigen aortobiilikalen Polytetrafluoroethylen-Prothese eingesetzt [101, 102].

Im direkten Vergleich zeigte sich der PLLA/PCL/TEC-Stent im Gegensatz zum reinen PLLA-Stent unter einer dualen Thrombozytenaggregationshemmung mit Clopidogrel und ASS bereits nach 2 Wochen vollständig okkludiert [101]. Im gleichen Versuchsaufbau wies der reine PLLA-Stent selbst über eine Nachuntersuchungszeit von 6 Wochen noch Offenheit und Integrität auf. Verglichen mit einer Kontrollgruppe aus Edelstahl- (316L-) Stents bestanden allerdings erhöhte Thrombogenität, Entzündungsreaktion und neointimale Hyperplasie [103].

Eine daraufhin entwickelte Sirolimus-freisetzende Version des PLLA-Stents konnte die beobachtete Entzündungsreaktion erfolgreich ausbremsen. In der Nachuntersuchung nach 6 Wochen zeigten sich eine deutlich geringere Entzündung und neointimale Hyperplasie [104]. Der positive Effekt der Sirolimus-freisetzenden PLLA-Stents wurde in einer weiteren in vivo-Studie an der Arteria carotis vom Schwein mit Nachuntersuchungen nach 6 Wochen bestätigt [105]. Allerdings konnte der Stent wegen drohender Brüche der Stentstreben (engl. Struts) nur mit einer Geschwindigkeit von 1 bar/Minute expandiert werden.

Um eine schnellere Stentexpansion zu ermöglichen, wurde dem PLLA ein Poly-4-Hydroxybutyrat- (P4HB) Anteil beigemischt. In vitro besaß dieser PLLA/P4HB-Stent einen Recoil von 4,2 % und einen Kollapsdruck von 1,1 bar bei einer Wanddicke von 300 µm [102]. Es folgte eine vorläufige in vivo Erprobung 5 solcher PLLA/P4HB-Stents am y-förmigen aortobiiliakalen Polytetrafluoroethylen-Prothesen-Schweinemodell, wobei eine Dilatation innerhalb von 2 Minuten mit einem Druck von 8 bar möglich war und eine mit 316L-Stents vergleichbare Biokompatibilität bezüglich der neointimalen Hyperplasie nach 6 Wochen aufgezeigt wurde. Eine beobachtete Lumenverminderung der PLLA/P4HB-Stents gegenüber den 316L-Stents wurde mit der größeren Strebendicke und dem hierdurch bedingten Einwachsen von Gefäßgewebe in die Strebenzwischenräume erklärt [106].

Die bisherigen Ergebnisse sind vielversprechend. Bislang wurde der PLLA/P4HB-Stent-Prototyp jedoch lediglich lokal erprobt. Die Implantation erfolgte stets im jeweiligen Zugangsgefäß. Für die klinische Anwendung ist die interventionelle Applizierbarkeit des PLLA/P4HB-Stents im Sinne einer intraluminalen Vorschiebbarkeit in unterschiedliche Zielgefäße essentiell. Weiterentwicklungen und Folgeuntersuchungen des PLLA/P4HB-Stents drängten sich daher auf.

2 ZIELSETZUNG

Mit dieser Arbeit sollen bioabbaubare Stents auf Poly-L-Lactid- und Poly-4-Hydroxybuttersäure- (PLLA/P4HB) Basis der klinischen Anwendung einen Schritt näher gebracht werden. Zu diesem Zweck wird ein neues Tierversuchsmodell am Schwein etabliert, an welchem die endovaskuläre Anwendbarkeit eines neuen, modifizierten bioabbaubaren PLLA/P4HB-Stents im Vergleich zu einem permanenten 316L-Metall-Stent für die periphere vaskuläre Applikation untersucht wird.

Folgende Fragestellungen sind dabei von Interesse:

1. Ist es möglich den neuen biodegradierbaren PLLA/P4HB-Stent über ein Schleusensystem transluminal im Schweinemodell zu applizieren?

2. Welche peripheren Zugangs- und Zielgefäße sind dabei hinsichtlich der transluminalen Führbarkeit, der endovaskulären Applizierbarkeit und des akuten Implantationsverhaltens praktikabel?

3. Welche mechanischen Eigenschaften zeigt der neue biodegradierbare PLLA/P4HB-Stent in vivo - akut und nach 4 Wochen - in Wechselwirkung mit dem Gefäßsystem?

4. Wie schwer sind die intravaskulären stentassoziierten Verletzungen, induzierte Inflammation, Thrombogenität, Offenheitsrate der Lumina und neointimale Hyperplasie des biodegradierbaren Stents im Vergleich zum permanenten Metall-Stent nach 4 Wochen?

3 MATERIAL UND METHODEN

3.1 Stents

3.1.1 Metall-Stents

Verwendet wurden ballonexpandierbare Metall-Stents aus medizinischem rostfreiem Edelstahl (316L) und einer Siliziumkarbid-Beschichtung, vormontiert auf einem Over-the-Wire-PTA-Katheter-Einführsystem (Dynamic®, Biotronik, Berlin, Deutschland). Die Stents besitzen bei Expansion mit 9 bar einen Durchmesser von 5,0 mm und eine Länge von 25 mm. Die Wanddicke beträgt 160 µm.

3.1.2 Polymer-Stents

Die verwendeten Polymer-Stents bestehen aus einem Poly-L-Lactid-/Poly-4-Hydroxybuttersäure-Gemisch (PLLA/P4HB). Die chemische Mischung ihrer Grundsubstanz setzt sich zu 78 % aus Poly-L-Lactid- (PLLA; Resomer® L214, Mw = 640.000 g/mol, Boehringer, Ingelheim, Deutschland) und zu 22 % aus Poly-4-Hydroxybuttersäure (P4HB; TephaFLEX®, Tepha, Inc., Cambridge/MA, USA) zusammen. Sie wurden vom Institut für biomedizinische Technik, Universität Rostock, mit einer Wanddicke von 250 µm in den Größen 5,0 x 20 mm bei Dilatation mit 8 bar bereitgestellt. Im unexpandierten Zustand beträgt der Innendurchmesser 2,2 mm und der Außendurchmesser 2,7 mm.
Im Gegensatz zum Prototypen besitzen die neu-modifizierten PLLA/P4HB-Stents neben einer verminderten Wanddicke auch Artikulationen, die eine endovaskuläre Führbarkeit verbessern sollen (Abbildung 1).

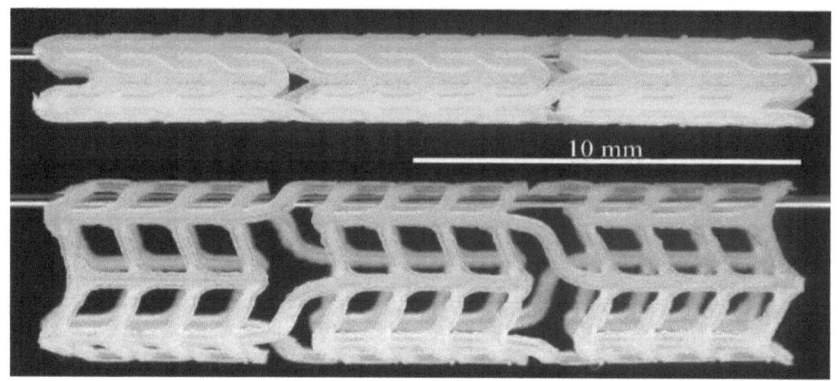

Abbildung 1: Neuer, unexpandierter (oben) und expandierter (unten) PLLA/P4HB-Polymer-Stent

3.1.3 Polymer-Stent mit röntgendichter Markierung

Um eine radiologisch kontrollierte Implantation des röntgendurchlässigen resorbierbaren Polymer-Stents zu ermöglichen, wurde der oben beschriebene PLLA/P4HB-Stent vom Institut für biomedizinische Technik, Universität Rostock um eine röntgendichte Markierung (Röntgenmarker) ergänzt. Dazu wurden in Zusammenarbeit mit Dr. D.P. Martin vom Projektpartner Tepha Inc. (Lexington/MA, USA) an beiden Enden des bioabbaubaren polymerischen Grundgerüsts des PLLA/P4HB-Stents feindispergierte Wolfram-Mikropartikel eingebracht. Abbildung 2 zeigt den modifizierten biodegradierbaren Stent mit sichtbaren, schwarzen Röntgenmarkern am proximalen und distalen Ende.

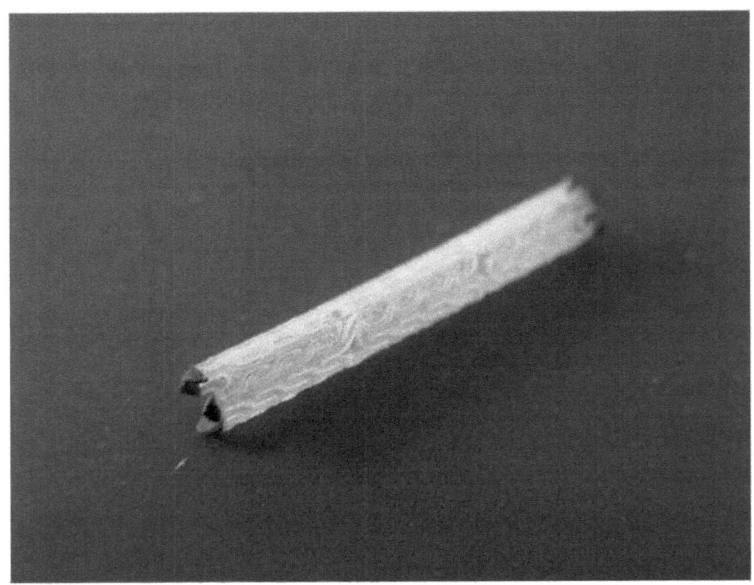

Abbildung 2: PLLA/P4HB-Stent mit endständigen röntgendichten Wolfram-Markierungen

3.2 Tiermodell

Die Genehmigung zur Durchführung des Tierversuchsvorhabens wurde gemäß § 8 Abs. 1 des Tierschutzgesetzes in der Fassung vom 18. Mai 2006 durch das Landesamt für Landwirtschaft, Lebensmittelsicherheit und Fischerei Mecklenburg-Vorpommern erteilt. Als Versuchstiere dienten 1 männliches und 12 weibliche klinisch gesunde Hausschweine der deutschen Landrasse (Sus scrofa domestica), bezogen von Johannes Wübbel Laboratories (Schweineaufzucht Parkentin GbR, Am Stegebach 34a, 18209 Bartenshagen, Deutschland).

Zur Adaptation an die neue Umgebung wurden die Tiere bereits 7 Tage vor Beginn der Operation und bis zum Versuchsende in Einzelboxen der Zentralen Versuchstierhaltung des Instituts für Experimentelle Chirurgie der Universität Rostock untergebracht. Die Raumtemperatur betrug konstante 18 – 21°C, die relative Luftfeuchtigkeit 60 %. Die Raumbeleuchtung wurde dem

Tagesrhythmus angeglichen. Zugang zu Trinkwasser war den Tieren jederzeit gegeben, gefüttert wurden sie mit einem Alleinfuttermittel für die Schweinehaltung (ssniff® MPig-H, Ssniff Spezialdiäten, Soest, Deutschland). Die 13 Schweine wurden in 2 Versuchsreihen aufgeteilt.

3.2.1 Akut-Versuche

Die erste Versuchsreihe (Versuchsreihe A) bestand aus 6 Schweinen (A/1 – A/6). Jedem Schwein dieser Versuchsreihe wurden in einer Operation Stents implantiert (Implantation) und anschließend - in der gleichen Operation - die Stent-tragenden Gefäßabschnitte entfernt (Explantation). Dabei wurden die Versuchstiere geopfert. Von dieser Versuchsreihe wird daher fortan auch als Reihe der Akut-Versuche gesprochen.

3.2.2 4-Wochen-Versuche

Zur zweiten Versuchsreihe (Versuchsreihe B) zählten 7 Schweine (B/1 – B/7). Diese Schweine unterliefen jeweils zwei Operationen. In einer ersten Operation wurden Stents implantiert (Implantation) und in einer zweiten Operation, 4 Wochen (28 Tage) später, die Stent-tragenden Gefäßabschnitte herausoperiert (Explantation). Am Ende der zweiten Operation wurden die Versuchstiere euthanasiert.

Eines der Versuchstiere verstarb während der Implantationsoperation. Da es folglich nicht über 4 Wochen bewertet werden konnte, wurde es aus der Versuchsreihe ausgeschlossen. Diese Versuchsreihe wird fortan als Reihe der 4-Wochen-Versuche mit n = 6 behandelt.

3.3 Versuchsaufbau

3.3.1 Operations-Vorbereitung

Bereits ab dem dritten präoperativen Tag wurde mit einer Antikoagulation begonnen. Hierfür wurde den Versuchstieren täglich 75 mg Clopidogrel (Plavix® 75 mg, Sanofi–Synthlabo, Berlin, Deutschland) und 250 mg Acetylsalicylsäure (ASS, Aspirin®, 500 mg; Bayer, Leverkusen, Deutschland) über die gesamte Versuchsdauer beigefüttert. Am Vortag der jeweiligen Operation begann für die Versuchstiere spätestens 12 Stunden präoperativ die Nahrungskarenz, Trinkwasser war weiterhin jederzeit zugänglich.

Über eine intramuskuläre Injektion in die Nackenmuskulatur erhielten die Versuchstiere 45 Minuten vor der Operation, im Rahmen der Prämedikation, eine Gemisch aus Azaperon (2-4 mg/kg KG i.m. Stresnil®, Janssen-Cilag, Neuss, Deutschland) und Ketamin (15 mg/kg KG i.m. Ketamin 10 %, Bela-Pharm, Vechta). 10 Minuten später wurden Atropin (0,1 mg/kg KG i.m.), Ketamin und Midazolam (0,2 mg/kg KG i.m. Midazolam-ratiopharm®, Ratiopharm, Ulm, Deutschland) nachgespritzt.

Unmittelbar vor jeder Operation wurden die Tiere gewogen und gewaschen. Im Operationssaal wurden die Versuchstiere in Rückenlage auf dem Operationstisch positioniert und fixiert.

Ein Pulsoxymeter am Schwanz sowie ein angelegtes Elektrokardiogramm erlaubten ein kontinuierliches Monitoring der Sauerstoffsättigung und Herzfrequenz.

In einer Ohrvene wurde eine 20 Gauge Venenverweilkanüle (Vasofix®, B. Braun, Melsungen, Deutschland) zur weiteren Medikamentengabe platziert.

Nach der Präoxygenierung mit 100 % Sauerstoff folgte die Intubation mittels geradem, langem Spatel und Endotrachealtubus (7,0 mm ID, Mallinckrodt, Athione, Irland). Zur Intubationserleichterung und für große Bauchschnitte bei der Explantation wurden eine Muskelrelaxation mit Pancuronium (10 mg/h i.v., Pancuronium Hikma®, Hikma Pharma, Klein-Winternheim, Deutschland) sowie eine Vertiefung der Analgosedierung mit Fentanyl (0,25 mg/h i.v. Fentanyl®-Janssen, Janssen-Cilag, Neuss, Deutschland) gewährleistet.

Die Beatmung erfolgte volumenkontrolliert und bei positivem endexspiratorischem Druck von 2 - 4 mmHg mittels Beatmungsgerät (Ventilog 2, Dräger, Lübeck, Deutschland). Dem Atemgasgemisch wurde, bei einem Sauerstoffanteil von 40 %, Isofluran (Isofluran Deltaselect, Avtavis Dtl., Langenfeld, Deutschland) mit einer Konzentration von 0,7 - 1,2 Vol. % beigemischt.

Zur Flüssigkeitssubstitution wurden Ringer-Lactat- (Sterofundin®, B. Braun, Melsungen, Deutschland) und isotone Kochsalzlösung (NaCl 0,9 %, Fresenius, Bad Homburg, Deutschland) infundiert.

Heparin (2.000 IU/h, max. 10.000 IU; Liquemin®, Hoffmann La Roche, Grenzach-Wyhlen, Deutschland) wurde intraoperativ fortlaufend mittels Perfusor verabreicht.

3.3.2 Operations-Durchführung

3.3.2.1 Zugangsgefäße

In Abhängigkeit von Versuchstier und Zugangsgefäß, wurden die jeweiligen Eingriffsflächen großflächig desinfiziert (Braunoderm®, B. Braun, Melsungen, Deutschland) und der Rest des Versuchstiers mittels Lochtuch (Angiokard Medizintechnik, Friedeburg, Deutschland) steril abgedeckt.

Während der Akut-Versuche wurden mehrere Zugangsgefäße erprobt (Tabelle 1). Hautinzision und Präparation in die Tiefe erfolgten daher entsprechend dem gewählten Zugangsgefäß entweder in der Leistenbeuge, am medialen Oberschenkel, am seitlichen Hals oder im linken Unterbauch. Hierbei wurde zunächst die Lage der Arterie mittels perkutaner digitaler

Pulspalpation kontrolliert. Anschließend wurden ein etwa 5 – 7 cm langer Hautschnitt über der Arterie angelegt und die Präparation und Freilegung des Zugangsgefäßes durchgeführt.

Tabelle 1: Zugangsgefäße der Akut-Versuche

Schwein	A/1	A/2	A/3	A/4	A/5	A/6
Zugangsgefäß	AF links	AF links	ACC links	ACC rechts	ACC links	ACC rechts
	-	AF rechts	ACC rechts	-	ACC rechts	AIC rechts

(A. femoralis, AF; A. carotis communis, ACC; A. iliaca communis, AIC)

In den 4-Wochen-Versuchen wurde ausschließlich der Zugang über den linken Unterbauch und hier über die linke Arteria iliaca communis als Zugangsgefäß gewählt. Die Gefäßfreilegung erfolgte durch einen Hautschnitt über dem Leistenband und anschließende stumpfe extraperitoneale Präparation in die Tiefe.

3.3.2.2 Implantation

Das freipräparierte Zugangsgefäß wurde mittels Vessel-loops angeschlungen und mit einer Kanüle punktiert. In folgender Seldinger-Technik wurde nun eine Schleuse eingebracht: Unter Durchleuchtungskontrolle mit dem C-Bogen (Ziehm Vario 3D, Ziehm Imaging GmbH, Nürnberg, Deutschland) wurde ein J-gebogener Führungsdraht (PTFE-coated Guide Wire, 150 cm, Optimed, Ettlingen, Deutschland) über die Kanüle ins Gefäßsystem eingebracht bis er mit einem Ende in der Aorta zu liegen kam. Um den Zugang zum Gefäßsystem aufrecht zu erhalten, wurde der Draht im Gefäß belassen, während die Kanüle durch eine 6F-Schleuse (Radiofocus® Introducer II 6F, 45 cm, Terumo Europe, Leuven, Belgien) zur Gefäßbougierung ersetzt wurde. Dieser Vorgang wurde mit einem längeren Draht (Radifocus ® Guide

Wire M, 260 cm, Terumo Europe, Leuven, Belgien) wiederholt, um auf eine 8F-Schleuse (Flexor® Tuohy-Borst Sidearm Introducer, 90 cm, 8F, Cook Inc., Bloomington/IN, USA) für die PLLA/P4HB-Stent-Implantation zu wechseln. Diese 8F-Schleuse war im Voraus um 15 cm gekürzt und die Schnittfläche geglättet worden, um sie an die Länge der Ballonkatheter (80 cm) anzupassen. Heparin wurde fortan nicht mehr über die Venenverweilkanüle im Ohr (intravenös) sondern über die Katheterschleuse (intraarteriell) verabreicht. Mithilfe von Führungsdrähten wurden, je nach Entfernung und Abgangswinkel des Zielgefäßes, verschiedene Angiographiekatheter eingeführt:

- MP A1- (Super Torque® Angiographic Catheter, 125 cm, 4F, Cordis, Miami/FL, USA)
- C1- (Super Torque® Angiographic Catheter, 65 cm, 4F, Cordis, Miami/FL, USA)
- C2- (Super Torque® Angiographic Catheter, 65 cm, 4F, Cordis, Miami/FL, USA)
- VER 135°-Katheter (Tempo 4® Angiographic Catheter, 100 cm, 4F, Cordis, Miami/FL, USA).

Über diese Katheter konnte das Kontrastmittel (Visipaque 270 mg, GE Healthcare, Cork, Irland; Solutrast® 300, Bracco Imaging, Konstanz, Deutschland) verabreicht werden.

Im Anschluss an die Kontrastmitteldarstellung wurden die Zielgefäße unter angiographischer Kontrolle mit Führungsdrähten aufgefädelt und die Schleuse an die Implantationsstelle vorgeschoben.

Kurz vor der Implantation wurde das Gefäßsystem hierfür mittels Hochdruckinjektor (Stellant® Sx CT Injektionssystem, Medrad, Volkach, Deutschland) in digitaler Subtraktionsangiographie (DSA) dargestellt und die genaue Implantationsstelle ausgemacht. Über das Schleusensystem wurden die Stents auf ihrem Ballonkatheter unter Durchleuchtungskontrolle in den gewünschten Gefäßabschnitt transportiert.

Die Metall-Stents waren als fertiges Stent-Katheter-Set (Dynamic 5/25/80, Biotronik, Berlin, Deutschland) verfügbar. Sie wurden ohne weitere Vorbereitung durch die Schleuse vorgeschoben und ohne Geschwindigkeitsbegrenzung mit einem Druck von 9 bar dilatiert.

Die Implantation der PLLA/P4HB-Stents wurde mit einem 5,0 x 40 mm Ballonkatheter (Pheron 5/40/80, Biotronik GmbH & Co. KG, Berlin) für perkutane transluminale Angioplastie durchgeführt. In Vorbereitung auf die Implantation wurden die PLLA/P4HB-Stents zur Verbesserung der Dilatationsfähigkeit jeweils fünf Minuten vor dem Einsatz in 37 °C warmen Wasser präkonditioniert und über eine Minute in einer Ethanol-Lösung (70 %) desinfiziert. Nun wurden die PLLA/P4HB-Stents auf den Ballonkatheter montiert (Abbildung 3) und dieser extrakorporal mit 1 bar vordilatiert.

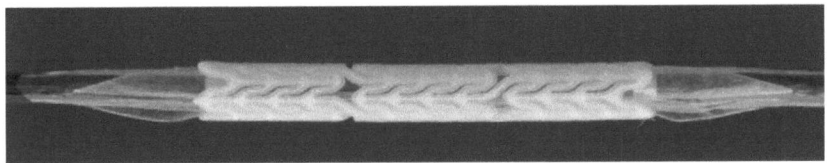

Abbildung 3: PLLA/P4HB-Stent montiert auf einem Ballonkatheter

Die PLLA/P4HB-Stent-tragenden Ballonkatheter wurden zur Kontrolle der Aufweitung mit Kontrastmittel anstelle von Luft und einem Druck von 8 bar über eine Minute dilatiert. Eine Inflationsspritze (Basix® Compak Inflationsspritze, Merit Medical, Irland) erlaubte hierbei die kontinuierliche Inflationsdruckkontrolle.

3.3.2.3 Zielgefäße

In Versuchsgruppe A wurden insgesamt 18 PLLA/P4HB-Polymer- und 13 316L-Polymer-Stents in 5 verschiedenen Zielgefäßen implantiert (Tabelle 2).

Tabelle 2: Zielgefäße der Akut-Versuchsreihe

Schwein		A/1	A/2	A/3	A/4	A/5	A/6
Zielgefäß							
ACC	Links	316L	316L	-	-	316L	PLLA/P4HB
ACC	Rechts	PLLA/P4HB	PLLA/P4HB	PLLA/P4HB	PLLA/P4HB	PLLA/P4HB	PLLA/P4HB
TC		-	-	-	PLLA/P4HB	PLLA/P4HB	-
AMS		-	-	-	316L	316L	PLLA/P4HB
AR	Links	316L	316L	PLLA/P4HB	-	-	-
AR	Rechts	PLLA/P4HB	PLLA/P4HB	316L	-	-	-
AIE	Links	-	316L	-	316L	PLLA/P4HB	316L
AIE	Rechts	-	PLLA/P4HB	PLLA/P4HB	PLLA/P4HB	316L	PLLA/P4HB
AIC	Links	-	-	316L	-	-	-

(A. carotis communis, ACC; Truncus coeliacus, TC; A. mesenterica superior, AMS, A. renalis, AR; A. iliaca communis, AIC, A. iliaca externa, AIE; Polymer-Stent, PLLA/P4HB; Metall-Stent, 316L)

Zielgefäße der Implantation in Versuchsgruppe B waren Arteria carotis communis und Arteria renalis. Die Wahl der Implantation eines Stents in die Arteria renalis wurde während der 4-Wochen-Versuche in Abhängigkeit vom jeweiligen Abgangswinkel aus der Aorta abdominalis getroffen (siehe Kapitel 4.2.1.3. Ermittlung der Zielgefäße). Insgesamt wurden 16 Stents implantiert, 7 davon aus permanentem Metall (316L) und 9 aus biodegradierbarem

Polymer (PLLA/P4HB). Tabelle 3 zeigt ihre Implantationsstellen im 4-Wochen-Versuch.

Tabelle 3: Zielgefäße der 4-Wochen-Versuchsreihe

Schwein		B/1	B/2	B/3	B/4	B/6	B/7
Zielgefäß							
ACC	Links	PLLA/P4HB	316L	PLLA/P4HB	316L	PLLA/P4HB	316L
ACC	Rechts	316L	PLLA/P4HB	316L	PLLA/P4HB	316L	PLLA/P4HB
AR	Links	-	PLLA/P4HB	316L	-	-	PLLA/P4HB
AR	Rechts	-	-	PLLA/P4HB	-	-	-

(A. carotis communis, ACC; A. renalis, AR; Polymer-Stent, PLLA/P4HB; Metall-Stent, 316L)

Der röntgenmarkierte Stent wurde in gleicher Art wie die übrigen in der 4-Wochen-Versuchsreihe verwendeten PLLA/P4HB-Stents in das Gefäßsystem eines Schweins eingeschleust, dann allerdings in der Aorta abdominalis ohne Kontakt zur Gefäßwand expandiert. Die Darstellbarkeit der Röntgenmarker aus Wolfram-Mikropartikeln wurde hierbei unter kontinuierlicher Durchleuchtung am C-Bogen beobachtet.

3.3.3 Operations-Abschluss und Nachbehandlung

Im Anschluss an die Implantation wurden die Ballonkatheter deflatiert und zurückgezogen. Die Lage der Stents wurde mittels Röntgendurchleuchtung und, nach Kontrastmittelgabe über die Schleuse, in digitaler Subtraktionsangiographie kontrolliert.

Nach erfolgreicher Implantation der Stents konnten die Instrumente entfernt werden. Die Schleuse wurde zurückgezogen und das Gefäß bis zur Anlage einer Gefäßnaht mit einer Gefäßklammer ausgeklemmt. Anschließend wurde in der Reihe der Akut-Versuche direkt zur Explantation übergegangen. In der 4-Wochen-Versuchsreihe folgte hingegen der schichtgerechte Wundverschluss.

Zur Vorbeugung postoperativer Weichteilinfektionen erhielten die 4-Wochen-Versuchstiere während der Implantationsoperation eine Antibiotikaprophylaxe.

Kurz vor der Hautnaht wurden im Wundbereich 2 ml Gentamycin lokal (80 mg, Gentamicin-ratiopharm®, Ratiopharm GmbH, Ulm, Deutschland) verteilt. Intraoperativ und bis zum vierten postoperativen Tag wurden 4 ml Strepdipen i.m. (100000 I.E. Benzylpenicillin-Benzathin 83,33 mg, Serumwerk-Bernburg, Deutschland) verabreicht. Postoperativ wurden 3-mal täglich Gentamicin- (Gentamycin Salbe 0,1 %, Medphano, Rüdersdorf, Deutschland), Bromovidon- (Braunovidon® Salbe, B. Braun, Melsungen, Deutschland) und Heparin-Salbe (Thrombocutan® 30.000 Salbe N, Mibe, Brehna, Deutschland) im Wundbereich appliziert.

Schmerzprophylaxe wurde mit 2,5 ml Novaminsulfon i.v. (Novaminsulfon-ratiopharm® 2,5g/5ml Injektionslösung, Ratiopharm, Ulm, Deutschland) noch vor der Extubation und postoperativ mit täglich dreimal 20 Tropfen Novamin peroral (Novaminsulfon-ratiopharm® 500mg/ml Tropfen, Ratiopharm, Ulm, Deutschland) über 4 Tage zum Futter betrieben.

Im Anschluss an die Extubation wurde zur Schleimlösung 15 mg Mucosolvan® (Boehringer, Ingelheim, Deutschland) verabreicht.

3.3.3.1 Explantation

Bei den Akut-Versuchstieren wurde im direkten Anschluss an die abgeschlossene Stent-Implantation die Narkose für die Explantation vertieft. Versuchstiere der 4-Wochen-Versuche wurden nach Ablauf der 4 Wochen auf die gleiche Weise wie zur Implantationsoperation prämediziert und erhielten großlumige venöse Zugänge an der Bauchdecke, über die Kontrastmittel in ausreichender Geschwindigkeit für eine Schnittbilduntersuchung verabreicht werden konnte. Anschließend wurde im Institut für diagnostische und interventionelle Radiologie, Universitätsklinik Rostock, eine Kontrastmittel-Computertomographie von diesen Tieren zur weiteren Datenerhebung der Stents nach 4 Wochen in vivo angefertigt.

Zurück im Operationssaal wurden die Schweine auf die gleiche Weise wie zur Implantationsoperation narkotisiert, intubiert und beatmet. In beiden Versuchsreihen folgte nach Sicherstellung einer tiefen Analgosedierung die Freipräparation der Stent-tragenden Gefäßabschnitte. Direkt vor der Entnahme erhielten die Versuchstiere noch einen zusätzlichen 5.000 IU Heparin-Bolus intravenös um eine Thrombusbildung im Moment der Explantation zu vermeiden. Während der Entnahme wurde auf einen ausreichenden Sicherheitsabstand distal und proximal des Stents geachtet. Das jeweilige Gefäß wurde ausgeklemmt, ligiert und anschließend exzidiert. Der distale Gefäßpol wurde mit einem Faden gekennzeichnet. Nach der Gefäßausklemmung wurden alle Tiere beider Versuchsreihen mit einer Überdosis Kaliumchlorid (60 mmol) euthanasiert.

Entnommene Gefäßabschnitte wurden in Kochsalzlösung (NaCl 0,9 %) geschwenkt um sie von Blutresten zu säubern, makroskopisch hinsichtlich Offenheit und Rundheit inspiziert und anschließend für die weitere histologische Verarbeitung in Formaldehyd (Formaldehydlösung, neutral gepuffert, 3,5 – 3,7 %, Firma Fischar, Saarbrücken, Deutschland) konserviert.

3.4 Peri- und postoperative Untersuchungen

3.4.1 Basisparameter

Präoperativ wurde das Gewicht der Schweine erfasst. Intraoperativ erfolgte die regelmäßige Protokollierung von Herzfrequenz und Sauerstoffsättigung (O_2-Sättigung). Nach Einbringung der Schleuse wurde über diese einmalig eine arterielle Blutdruckmessung (art. RR_{syst}, art. RR_{diast}) durchgeführt. Während der 4-Wochen-Versuche wurde den Versuchstieren intraoperativ bei Implantations- wie Explantationsoperationen Blut abgenommen. Dabei erfolgten venöse Blutabnahmen jeweils zu Beginn und zum Ende der Operation über die Venenverweilkanüle in der Ohrvene. Während der Implantationsoperationen wurde zusätzlich arterielles Blut über die Schleuse abgenommen.

Hämoglobin (Hb), Hämatokrit (Hkt), Erythrozytenzahl, mittleres korpuskuläres Volumen (MCV), mittleres korpuskuläres Hämoglobin (MCH), mittlere korpuskuläre Hämoglobinkonzentration (MCHC), Leukozytenzahl, Thrombozytenzahl, Prothrombinzeit (Quick), International Normalized Ratio (INR), Thromboplastinzeit (aPTT), C-reaktives Protein (CRP) und Glucose wurden durch das Zentrallabor der Universität Rostock bestimmt.

Mit einem Blutgasanalyse-Gerät (Rapidlab™, Bayer, Eastwalprode, USA) wurden Blutgasanalyse-Kontrollen durchgeführt. Hierbei wurden Sauerstoffsättigung (O_2-SAT), Säure-Basen- (pH, pCO_2, pO_2, $HCO3^-$, BE) und Elektrolythaushalt (Na^+, K^+, Ca^{++}) kontrolliert.

3.4.2 Bildgebende Verfahren

3.4.2.1 Angiographie

Durch lokale intraarterielle Kontrastmittelinjektion über Katheter und Schleuse konnten potentielle Zielgefäße unter Röntgendurchleuchtung dargestellt werden. Mithilfe der Angiographie wurden Arterien intraoperativ bezüglich Verlauf, Abgangswinkel und Durchmesser eingeschätzt. Vor der Stent-Implantation erfolgte eine digitale Subtraktionsangiographie (DSA) des jeweiligen Zielgefäßes. Bei der digitalen Subtraktionsangiographie wurden hierbei die nicht durch Kontrastmittel beeinflussten Bildaspekte durch Subtraktion einer Nativaufnahme ausgeblendet und somit allein die betroffenen Blutgefäße dargestellt. Abbildung 4 zeigt die DSA einer Arteria renalis dextra. Im Anschluß an die Implantation folgte eine erneute DSA um Lage des Stents, sowie Gefäßreaktion und -durchgängigkeit zu bewerten.

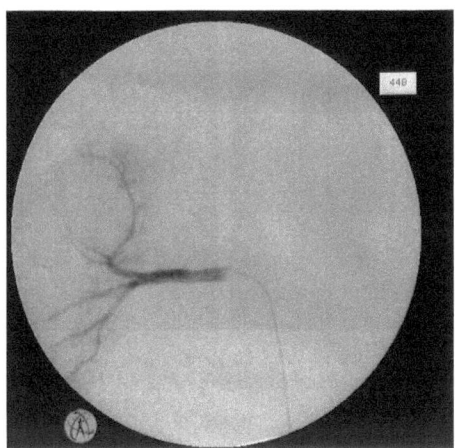

Abbildung 4: Digitale Subtraktionsangiographie einer rechten Arteria renalis

3.4.2.2 Mikro-Computertomographie

Von 3 Versuchstieren der Akut-Versuchsreihe wurden PLLA/P4HB- (n = 5) und 316L-Stents (n = 3) aus Arteria carotis communis, Arteria renalis und Arteria iliaca im Anschluss an die Explantation im Institut für biomedizinische Technik der Universität Rostock mittels Mikro-Computertomographie (µCT) (Skyscan1172, Skyscan, Kontich, Belgien) untersucht. Die Stents wurden unter adaptierter Röntgenspannung und Stromstärke gescannt und nach der Digitalisierung mithilfe einer Graphiksoftware (Scion Image, Rel. 4, Scion Corp., Frederick/MD, USA) vermessen. Dabei wurden pro Stent jeweils eine proximale, mittlere und distale Querschnittsebene verwendet. Abbildung 5 (mit freundlicher Genehmigung aus [107]) zeigt die Ermittlung der Messgrößen bestehend aus Arterienumfang (U_A), Arterienfläche (A_A), Lumenumfang (U_L) und Lumenfläche (A_L) im µCT-Schnittbild. Tabelle 4 führt die daraus abgeleiteten Kenngrößen und ihre Formeln (aus [107]) auf.

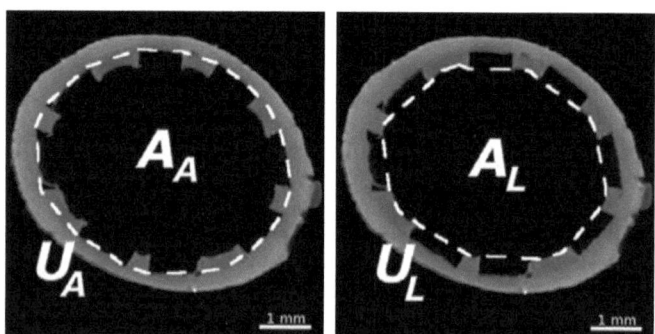

Abbildung 5: Umfang und Fläche von Arterie (links) und Lumen (rechts) im Mikro-Computertomographie-Schnittbild eines PLLA/P4HB-Stent-tragenden Gefäß

Tabelle 4: Kenngrößen und Formeln der Mikro-Computertomographie-Untersuchungen

Kenngröße	Formel		
Arteriendurchmesser	d_A [mm]	=	$2 \times \sqrt{\frac{AA}{\pi}}$
Lumendurchmesser	d_L [mm]	=	$2 \times \sqrt{\frac{AL}{\pi}}$
Kreisfläche Arterie	A_{KA} [mm²]	=	$U_A^2 / 4\pi$
Kreisfläche Lumen	A_{KL} [mm²]	=	$U_L^2 / 4\pi$
Rundheit Arterie	R_A [%]	=	$AA / AKA \times 100$
Rundheit Lumen	R_L [%]	=	$AL / AKA \times 100$

Die untersuchten PLLA/P4HB- und 316L-Stent-tragenden Gefäßabschnitte konnten hinsichtlich Arterien- und Lumendurchmesser sowie Querschnittsfläche und Rundheit direkt miteinander verglichen werden.

3.4.2.3 Kontrastmittel-Computertomographie

Bei fünf Versuchstieren aus der 4-Wochen-Versuchsreihe wurden vor der Explantationsoperation im Institut für diagnostische und interventionelle Radiologie, Klinikum der Universität Rostock, computertomographische Aufnahmen mit Kontrastmittel (KMCT) angefertigt. Hierfür wurden die karotidalen Stents (N_{316L} = 5, $N_{PLLA/P4HB}$ = 5) der Schweine in vivo mit einem 64-zeiligen Computertomographie-Gerät (Aquilion 64, Toshiba Medical Systems, Neuss, Deutschland) ohne Kontrastmittel (nativ), sowie in arterieller Kontrastmittelphase untersucht.

Bei jedem Stent wurde in der Längsachse die Expansionslänge bestimmt. Anschließend wurden zum einen jeweils diejenige Stelle im Stent mit dem geringsten durchflossenen Lumen bestimmt und zum anderen die Stelle im gesunden Gefäß distal des Stents aufgesucht, an welcher sich das Lumen wieder normalisiert hatte. An diesen Stellen wurden nun in Transversalschnitten jeweils zwei Querdurchmesser ($d1 + d2$) im Winkel von 90° zueinander erhoben (Abbildung 6) und daraus der Stent-Innendurchmesser (ID_S) und der Gefäß-Innendurchmesser (ID_G) gemittelt.

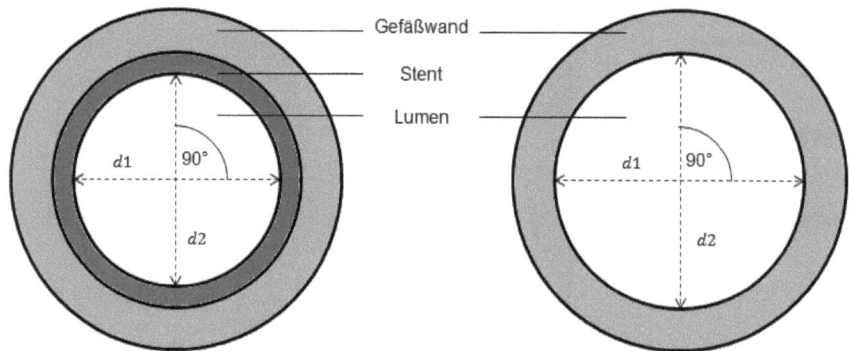

Abbildung 6: Computertomographische Messung der Stent- (links) und Gefäß- (rechts) Innendurchmesser

Anhand der Durchmesser konnten die Flächen der durchflossenen Lumina (A_L) von 316L- und PLLA/P4HB-Stents abgeleitet und direkt miteinander verglichen werden. Außerdem konnte mithilfe dieser Durchmesser eine Lumenreduktion durch Stents in Bezug auf das distale, freie Lumen bestimmt werden (distaler Stenosegrad). Hierfür wurde eine Formel aus der NASCET-Studie (North American Surgical Carotid Endarterectomy Trial) zur Bestimmung des distalen Stenosegrads bei Plaquestenosen in karotidalen Arterien verwendet.

Tabelle 5 zeigt die zur Berechnung des mittleren Innendurchmessers und abgewandelten distalen Stenosegrads notwendigen Formeln auf. Zur Ermittlung der Lumenfläche wurde die Formel zur Flächenbestimmung bei einem idealen Kreis verwendet.

Tabelle 5: Kenngrößen und Formeln der computertomographischen Untersuchungen mit Kontrastmittel

Kenngröße	Formel		
Innendurchmesser	ID [mm]	=	$(d1 + d2) / 2$
Distaler Stenosegrad	(NASCET) [%]	=	$(ID_G - ID_S) / ID_G * 100$
Lumenfläche	A_L [mm²]	=	$\pi \left(\frac{ID}{2}\right)^2$

In Abbildung 7 wird die Abwandlung der Messmethoden nach NASCET von ihrer Anwendung zur Bestimmung des distalen Stenosegrads bei Gefäßstenosen durch Plaque zu der durch Stents dargestellt. Dabei wird der Gefäßinnendurchmesser im Bereich einer Gefäßstenose durch Plaque (ID_P) mit dem durch Stents (ID_S) ersetzt.

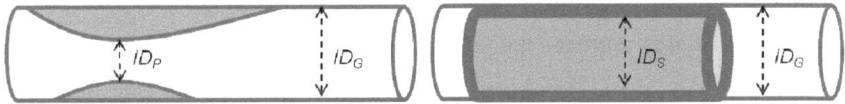

Abbildung 7: Messgrößen des distalen Stenosegrads nach NASCET bei Plaque (links) und abgewandelt für Stents (rechts)

3.4.3 Histologische Untersuchungen

Alle Stent-tragenden Gefäßabschnitte in Versuchsreihe B wurden mit ausreichendem Sicherheitsabstand proximal und distal des Stents entnommen und in Formaldehyd konserviert. Aus den gestenteten Gefäßabschnitten der A. carotis communis (n = 12) wurden durch die medizinische Hochschule Hannover in drei unterschiedlichen Schnittebenen jeweils vier Dünnschnitte angefertigt. Dabei lagen die Schnittebenen im proximalen, mittleren und distalen Abschnitt des Stents. Histologisch analysiert wurden die Dünnschnitte der mittleren Schnitteben (Abbildung 8). Das Gewebe wurde hierbei zunächst in einer aufsteigenden Alkoholreihe dehydriert, in Kunststoff (Technovit 9100, Heraeus Kulzer, Wehrheim, Deutschland) eingebettet und anschließend mit einem Mikrotom (HM 355 S, Mikrom International, Walldorf, Deutschland) in 5 µm dicke Scheiben geschnitten. Die Schnitte wurden auf einem mit Polysine beschichteten Objektträger aufgebracht, einer Hämatoxylin-Eosin- (HE-) Färbung unterzogen und anschließend mittels Deckgläschen und Klebstoff versiegelt.

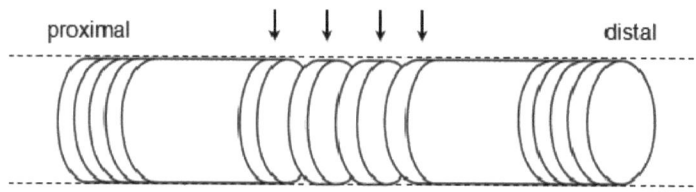

Abbildung 8: Darstellung der drei Schnittebenen und der histologisch untersuchten Dünnschnitte der Stents (Pfeile)

Die gefärbten Dünnschnitte der mittleren Stentebene (jeweils vier Schnitte pro Stent, n = 48) wurden mit einer Mikroskopkamera (Axioskop 40, Axio Cam MRc5, Carl Zeiss, Hamburg) aufgenommen, digitalisiert und hinsichtlich ihrer Offenheit, Morphologie, Morphometrie und Planimetrie mikroskopisch untersucht. Dabei erfolgte die semiquantitative Analyse der Morphologie aller Schnitte mit der Vergabe von Vergleichswerten (engl. Scores) als numerische Punktewerte (0 – 3) durch drei unabhängige Untersucher. Am Computer konnte mithilfe eines Zeichen- und Messprogrammes (ImageJ Software, Version 1.42q, U.S. National Institutes of Health, Bethesda/ML, USA, http://imagej.nih.gov/ij/) eine morpho- und planimetrische Analyse von Gefäßwänden und Lumina durchgeführt werden.

3.4.3.1 Verletzungs-Score

Gemäß Verletzungs- (engl. Injury-) Score nach Schwartz [108] (Tabelle 6) wurde das Gewebe in der Umgebung der Stentstreben (engl. Struts) hinsichtlich der Gefäßwandverletzung semiquantitativ bewertet. Die Summe aller erhobenen Verletzungs-Scores wurde durch die Anzahl aller bewerteten Struts geteilt und somit der mittlere Verletzungsindex als arithmetischer Mittelwert gebildet.

Tabelle 6: Verletzungs-Score nach Schwartz

Injury Score	
0	Membrana elastica interna intakt, Tunica Media nicht komprimiert
1	Membrana elastica interna intakt oder gering lazeriert, Tunica Media komprimiert, nicht lazeriert
2	Membrana elastica interna und Tunica Media lazeriert, Membrana elastica externa / Tunica Adventitia intakt
3	Membrana elastica externa / Adventitia beschädigt oder perforiert

3.4.3.2 Entzündungs-Score

Das Gewebe in unmittelbarer Umgebung der Struts wurde hinsichtlich der Dichte einer lymphohistiozytären Entzündungszellinfiltration und ihrer Lage zum Strut mit dem Entzündungs- (engl. Inflammatory-) Score nach Kornowski [25] (Tabelle 7) in Entzündungsgrade eingeteilt. Die Summe der Entzündungsgrade bewerteter Struts geteilt durch ihre Anzahl ergibt den mittleren Entzündungs-Score.

Tabelle 7: Entzündungs-Score nach Kornowski

Inflammatory Score	
0	keine Entzündungszellen
1	leichte Infiltration, nicht zirkulär
2	mäßig bis dichte Infiltration, nicht zirkulär
3	dichte, zirkumferente Infiltration von Entzündungszellen

3.4.3.3 Planimetrie

Für die Planimetrie wurden am Computer die Membrana elastica interna (engl. Internal Elastic Membrane, IEM) und die luminale Grenze der Neointima mit ImageJ nachgezeichnet und der Flächeninhalt dieser Polygone berechnet.

Die luminale Neointimagrenze stellt die äußere Begrenzung der verbleibenden Restlumenfläche (engl. Residual Lumen, RL) dar, während die abluminale Neointimagrenze, begrenzt durch die IEM, die ursprüngliche Originallumenfläche (engl. Original Lumen, OL) markiert. Abbildung 9 zeigt einen schematischen Ausschnitt einer Arterienwand in der das Restlumen (RL) grün markiert ist. Zusammen mit der gelb markierten Fläche ergibt es das Originallumen (OL). Umgekehrt ergibt die Fläche des ursprünglichen Originallumens abzüglich der Fläche des verbleibenden Restlumens die Neointimafläche (NF).

Um den Grad der Restenose durch neointimale Hyperplasie abzuschätzen, wird die prozentuale flächenbezogene Restenose (RF) berechnet. Die Formeln zur Berechnung sind in Tabelle 8 dargestellt.

Tabelle 8: Kenngrößen und Formeln der Planimetrie

Kenngröße	Formel		
Neointimafläche	NF [mm²]	=	$OL - RL$
Flächenbezogene Restenose	RF [%]	=	$100 \times \left(1 - \frac{RL}{OL}\right)$

3.4.3.4 Morphometrie

Morphometrisch wurde die Neointimadicke (engl. Neointimal Thickness, NT) als Abstand von der IEM zur luminalen Grenze gemessen.

Die Mediadicke (engl. Medial Thickness, MT) ist der Abstand von der Membrana elastica interna (IEM) zur Membrana elastica externa (engl. External Elastic Membrane, EEM).

Messungen erfolgten jeweils über und zwischen den Struts. Eine graphische Darstellung des Vorgehens bei der Vermessung findet sich in Abbildung 9 (modif. aus [25]).

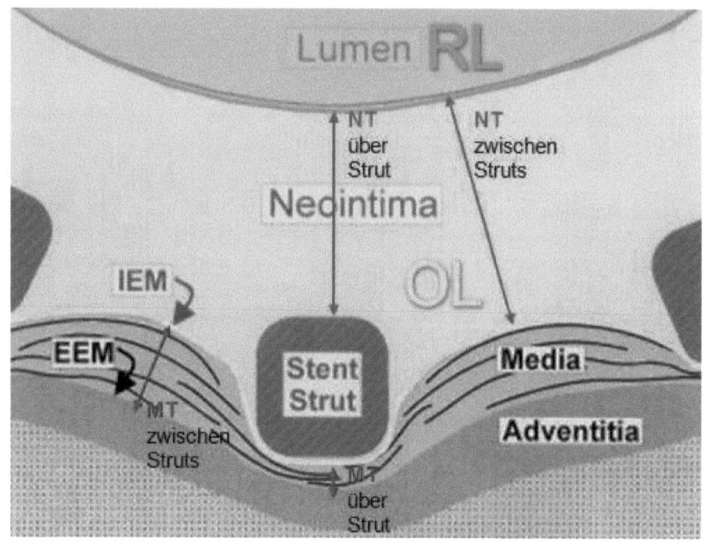

Abbildung 9: Schema der Arterienwand

Diese Messungen wurden pro Schnittbild an 4 Punkten der Gefäßwand im Winkel von 90° zueinander durchgeführt und aus den Ergebnissen ein arithmetischer Mittelwert gebildet.

3.5 Statistische Analyse

Betrachtung, Messung und Auswertung der computertomographisch erhobenen Daten erfolgte an einer LEONARDO Workstation (Siemens Medical Solutions, Erlangen, Deutschland). Statistische Berechnungen und Signifikanztests wurden mit den Statistikprogrammen SigmaStat® Version 3.5 und SigmaPlot® Version 10.0 (Systat Software, Erkrath, Deutschland) durchgeführt. Beim Vergleich von zwei unabhängigen Gruppen kam der t-Test zur Anwendung. Ein p-Wert < 0,05 bedeutete statistische Signifikanz. Graphische Darstellungen und Tabellen wurden, wenn nicht anders bezeichnet, anhand von Mittelwert und Standardabweichung angegeben.

4 ERGEBNISSE

4.1 Stents

Keiner der Stents ging während der Schleusen- oder Gefäßsystempassage verloren. Alle Stents ließen sich in das ausgewählte Zielgefäß vorschieben und gleichmäßig über den Ballonkatheter dilatieren. 316L-Stents waren unter Röntgendurchleuchtung sichtbar. PLLA/P4HB-Stents konnten indirekt per DSA nach der Implantation beurteilt werden. Ein PLLA/P4HB-Stent mit Röntgenmarker wurde erfolgreich getestet. Unter Röntgendurchleuchtung war er sowohl im undilatierten, als auch im dilatierten Zustand sichtbar. Die kleinen Pfeile in Abbildung 10 weisen die Röntgenmarkierung des Ballonkatheters aus, die großen Pfeile zeigen auf die röntgendichten Markierungen des PLLA/P4HB-Stents aus Wolframmikropartikeln.

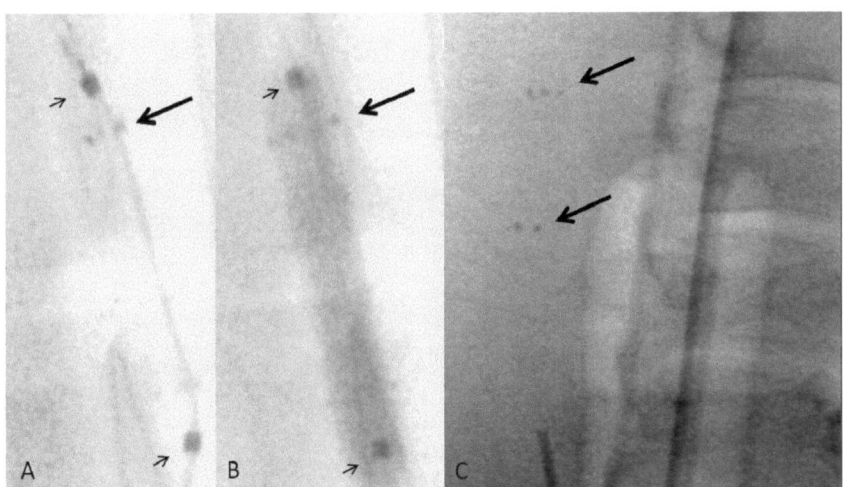

Abbildung 10: PLLA/P4HB-Stent mit Röntgenmarker (große Pfeile) unter Durchleuchtung vor (A) und nach (B) Dilatation, sowie nach Rückzug (C) des Ballonkatheters (kleine Pfeile)

Bei allen Stents war augenscheinlich kein starker Recoil nach Ballondeflation ersichtlich. In der Versuchsreihe A verblieb ein Stent nicht im gewünschten Zielgefäß. Alle Stents der Versuchsreihe B konnten erfolgreich und im geplanten Zielbereich implantiert werden.

4.2 Tiermodell & Versuchsaufbau

4.2.1 Akut-Versuche

4.2.1.1 Ermittlung des Zielgewichts

Durchmesser von Zugangs- und Zielgefäßen korrelieren mit dem Gewicht der Schweine. Daher war es während der Akut-Versuche ein Ziel, das optimale Körpergewicht der Versuchstiere für die 4-Wochen-Versuche einzugrenzen. Im Laufe der Akut-Versuchsreihe wurde bei anfangs steigendem (A/1 – A/3) und später sinkendem (A/4 – A/6) Köpergewicht, ein geeignetes Zielgewicht von 25 ± 2 kg für die 4-Wochen-Versuche festgelegt. Das Körpergewicht der Versuchstiere aus Versuchsreihe A ist in Tabelle 9 dargestellt.

Tabelle 9: Körpergewicht der Akut-Versuchstiere

Schwein	A/1 ♀	A/2 ♀	A/3 ♀	A/4 ♀	A/5 ♀	A/6 ♀
Gewicht [kg]	30,5	37,5	40,0	35,0	32,0	24,0
Durchschnittsgewicht [kg]:			33,2 (± 5,7)			

4.2.1.2 Ermittlung des Zugangsgefäßes

An der Arteria femoralis wurden unterschiedliche Punkte als mögliche Zugangsstellen zum Gefäßsystem erprobt. Direkt distal des Leistenbandes zeigte die Femoralisarterie bei einem Versuchstiergewicht von 30,5 kg (A/1) einen ausreichend großen Durchmesser für die Einbringung der Schleuse. Die tiefe Lage und ein reaktiver Gefäßspasmus erschwerten die Punktion. Im Übergang zur Arteria iliaca externa unter dem Leistenband zeigte die Arteria femoralis einen geknickten Verlauf, was ein Vorschieben der Schleuse erschwerte. In der Leistenbeuge war die Handhabung von Schleuse und Katheterdrähten umständlich.

Bei einer Punktion weiter distal, auf mittlerer Höhe der Oberschenkelinnenseiten, verlief die Arterie oberflächlicher und stellte sich bei einem Versuchstiergewicht von 37,5 kg (A/2) mit ausreichend großem Durchmesser dar. Beim Versuch die 8F-Schleuse vorzuschieben kam es allerdings zur Gefäßdestruktion. Das Gefäß konnte nicht wiederhergestellt werden und wurde ligiert. Auf der Gegenseite konnte die Schleuse vorgeschoben werden, auch hier kam es zum Gefäßschaden.

Insgesamt wurde der Zugang über die Arteria femoralis damit dreimalig erprobt und als möglicher, jedoch komplikationsbehafteter und damit für Langzeitversuche ungeeigneter Gefäßzugang ausgemacht.

Die Arteria carotis communis konnte bei einem Versuchstiergewicht von 40 kg Körpergewicht (Versuchstier A/3) beidseits problemlos freipräpariert und punktiert werden. Die Präparation einer Arteria carotis communis ist in Abbildung 11 dargestellt.

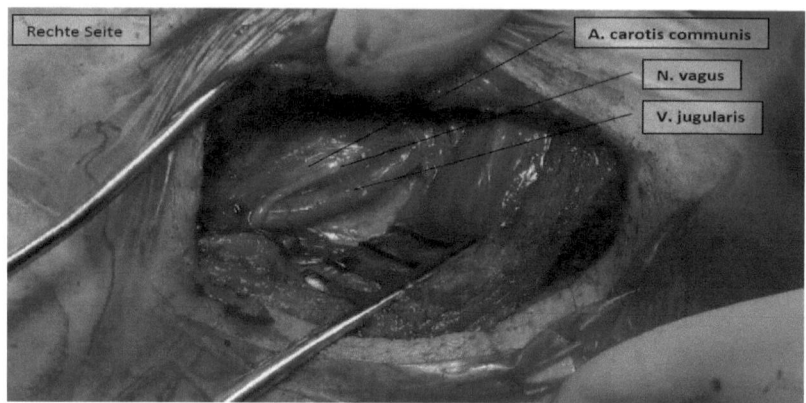

Abbildung 11: Präparation der rechten A. carotis communis

Die Einführung des Schleusensystems über die Arteria carotis communis war möglich. Der lange gerade Verlauf erlaubte ein ungehindertes Vorschieben der Schleuse. Bei einem Versuchstiergewicht von 35 kg (A/4) und 32 kg (A/5) konnte der Zugang ein- bzw. beidseitig bestätigt werden.

In einem weiteren Versuch konnte der Zugang über die Arteria carotis communis bei einem Körpergewicht von 24 kg (A/6) direkt mit einem Zugang über die Arteria iliaca communis verglichen werden. Dieser Versuch (A/6) mit gleichzeitigen Zugängen über die Arteria carotis communis und Arteria iliaca communis zeigte, dass die Schleuse ebenso erfolgreich am Übergang zwischen Arteria iliaca communis und Aorta abdominalis ins Gefäßsystem eingebracht werden konnte. Die Präparation des Zugangsgefäßes war hier ebenso problemlos durchführbar und sein Durchmesser ermöglichte einen komplikationslosen Einsatz des Schleusenmaterials. Zusammenfassend konnten sowohl die Arteria carotis communis als auch die Arteria iliaca communis als geeignete Zugangsgefäße ausgemacht werden, während der Zugang über die A. femoralis als ungeeignet eingestuft wurde. Für die 4-Wochen-Versuche wurde die Arteria iliaca communis als alleiniges Zugangsgefäß gewählt.

4.2.1.3 Ermittlung der Zielgefäße

Bei einem Gewicht von 40 kg (A/3) erwies sich der Durchmesser der Arteria iliaca communis als zu groß für eine Stent-Implantation. Der eingebrachte 316L-Stent lag selbst nach einer probatorischen Balloninflation mit 14 bar nicht der Wand des Zielgefäßes an. Im Anschluss an die Ballondeflation verblieb er nicht am Implantationsort.

Der Abgangswinkel der Arteria renalis aus der Aorta abdominalis in Vorschieberichtung der Schleuse war entscheidend für die Eignung als Zielgefäß. Eine Verwendung der Arteria renalis als Zielgefäß war bei einem Abgangswinkel < 70° problemlos möglich. Bei einem größeren Winkel knickten Führungsdrähte und Katheter ab. Daher wurde die Stent-Implantation in der Arteria renalis an die Bedingung eines Abgangswinkels von < 70° geknüpft. Der durchschnittliche Abgangswinkel der Arteria renalis in Versuchsreihe B betrug rechts 91° (± 5) und links 77° (± 22). Arteria mesenterica superior und Truncus coeliacus wurden als alternative Zielgefäße bei einem Abgangswinkel der A. renalis > 70° identifiziert. Tabelle 10 fasst die Zielgefäßbeurteilung zusammen.

Tabelle 10: Beurteilung der Zielgefäße in Akut-Versuchen

Zielgefäß	ACC	AR	TC	AMS	AIC	AIE
Anzahl (n)	10	6	2	3	1	7
Einschränkung	-	Abgangswinkel	Alternative	Alternative	Durchmesser	-
Bedingung	-	< 70 °	AR ungeeignet	AR ungeeignet	-	-
Beurteilung	Geeignet	Möglich	Möglich	Möglich	Ungeeignet	Geeignet

Arteria carotis communis, ACC; Arteria renalis, AR; Truncus coeliacus, TC, Arteria mesenterica superior, AMS; Arteria iliaca communis, AIC; Arteria iliaca externa, AIE

4.2.2 4-Wochen-Versuche

Bis auf ein Versuchstier (B/5) überlebten alle Schweine die Implantationsoperation und die anschließenden 4 Wochen bis zur Explantationsoperation ohne Komplikationen. Alle Versuchstiere schienen bis zum Tag der Explantation in einem Zustand des subjektiven Wohlbefindens und zeigten keine Zeichen für Schmerzempfinden oder Ischämie. Die Schweine fraßen, tranken und bewegten sich aktiv und ohne erkenntliche Einschränkungen. Überdimensionale Hämatome, Nachblutungen, Wunddehiszenzen oder Entzündungszeichen wie Rötung und Überwärmung konnten an keiner der Zugangswunden beobachtet werden.

4.3 Peri- und postoperative Untersuchungen

4.3.1 Basisparameter

Die Versuchstiere der 4-Wochen-Versuche (B/1 - B/7, ausgenommen B/5) zeigten bis zur Explantationsoperation einen mittleren Gewichtszuwachs von 12,5 (± 1,8) kg.
Die Elektrolytwerte betrugen während der Implantationsoperation Na^+ 138 (± 2) mmol/l, K^+ 4,3 (± 0,9) mmol/l und Ca^{2+} 1,16 (± 0,09) mmol/l. Während der Explantationsoperation (Na^+ 135 (± 7) mmol/l, K^+ 3,7 (± 0,7) mmol/l und Ca^{2+} 1,25 (± 0,06) mmol/l) zeigten sie mit p_{Na+} = 0,346, p_{K+} = 0,275, bzw. p_{Ca2+} = 0,142 keine signifikanten Differenzen. Der Entzündungswert C-reaktives Protein (CRP) war sowohl während der Implantations-, als auch der Explantationsoperation unter der Nachweisgrenze von < 1 mg/l.
Intraoperativ fielen die Hämoglobinwerte zwischen Beginn und Ende der Implantationsoperation nicht signifikant von 5,9 (± 0,7) mmol/l auf 5,1 (± 1,1) mmol/l (p = 0,318) und die Hämatokritwerte von 28 (± 3) % auf 24 (± 6) % (p

= 0,400). Ein damit einhergehender Anstieg der mittleren Herzfrequenz von 91 (± 20) min^{-1} auf 102 (± 21) min^{-1} war ebenfalls nicht signifikant (p = 0,394). Im Zeitraum zwischen Implantations- und Explantationsoperation bildete sich kein signifikanter Unterschied der Blutwerte aus. Während der Explantationsoperationen wurde, bei finalem Ausgang, auf eine arterielle Blutdruckmessung und Erhebung intraoperativer Blutwertdifferenzen verzichtet. Tabelle 11 listet intraoperative Blutwerte und Basisparameter der 4-Wochen-Versuche auf.

Tabelle 11: Basisparameter und intraoperative Blutwerte der 4-Wochen-Versuche

Operation		Implantation			Explantation			p-Wert
Basisparameter								
Körpergewicht	[kg]	25,1	(±	1,2)	37,5	(±	2,6)	
Herzfrequenz	[min^{-1}]	91	(±	18)	94	(±	18)	0,630
art. RR$_{syst}$	[mmHg]	93	(±	11)				
art. RR$_{diast}$	[mmHg]	65	(±	1)				
O$_2$-Sättigung	[%]	98,9	(±	3,6)	98,1	(±	4,3)	0,325
Blutwerte								
*pH		7,55	(±	0,07)	7,50	(±	0,09)	0,253
*pCO2	[kPa]	4,5	(±	0,3)	4,7	(±	0,5)	0,716
*pO2	[kPa]	40,9	(±	6,9)	38,5	(±	5,6)	0,690
Hb	[mmol/l]	5,4	(±	0,9)	5,5	(±	0,8)	0,946
Hkt	[%]	26,1	(±	5,7)	27,4	(±	4,2)	0,586
Erythrozyten	[10^{12}/l]	5,6	(±	0,8)	5,4	(±	0,6)	0,724
Leukozyten	[10^9/l]	17	(±	1)	16	(±	3)	0,548
Thrombozyten	[10^9/l]	335	(±	42)	330	(±	45)	0,898
Quick	[%]	118	(±	14)	110	(±	6)	0,394
aPTT	[sek]	68	(±	18)	88	(±	30)	0,471

* arterielles Blut

4.3.2 Bildgebende Verfahren

4.3.2.1 Angiographie

Mithilfe der Angiographie konnten durch Kontrastmittelinjektionen unter Röntgendurchleuchtung die Abgänge der Zielgefäße erfolgreich identifiziert und damit ein sicheres und korrektes Vorschieben der Führungsdrähte, Angiographiekatheter und Schleusen sichergestellt werden. Im Zielgefäß selbst konnte auf diese Weise eine geeignete Lokalisation für die Stent-Implantation aufgesucht werden. Keiner der implantierten Stents war der Überbrückung eines Gefäßabgangs oder einem deutlichen Kalibersprung des Gefäßdurchmessers ausgesetzt worden. Nach erfolgter Implantation zeigten alle Stents in der digitalen Subtraktionsangiographie (DSA) eine erfolgreiche Dilatation und Durchgängigkeit. Keiner der Stents war kollabiert oder wies einen ausgeprägten augenscheinlichen Recoil auf. Die Lage der röntgendurchlässigen PLLA/P4HB-Stents konnte in der DSA anhand eines dezenten reaktiven Gefäßspasmus proximal und distal der Implantationsstelle erkannt werden, während die 316L-Stents in der direkten Röntgendurchleuchtung beurteilt werden konnten. Alle Stents bis auf einen (siehe 4.2.1.3) waren auch nach Deflation und Rückzug der Ballonkatheter an der Zielstelle verblieben und durchgängig. Abbildung 12 zeigt eine repräsentative DSA-Bilderfolge einer PLLA/P4HB-Stent-Implantation an der rechten Arteria carotis communis. Die Nativaufnahme der gleichen Einstellung (Abbildung 13), welche den DSA-Aufnahmen vorausging, zeigt einen bereits implantierten 316L-Stent in der Arteria carotis communis der Gegenseite.

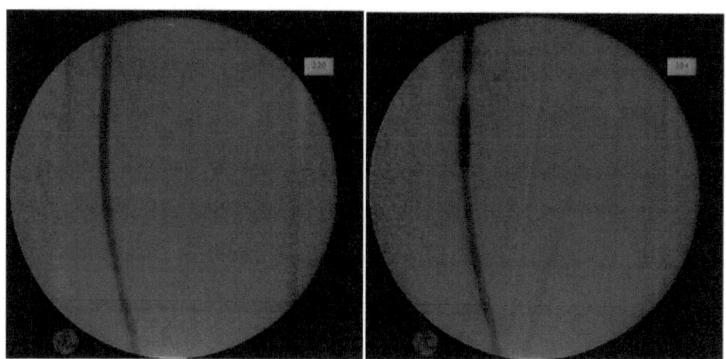

Abbildung 12: DSA vor (links) und nach (rechts) PLLA/P4HB-Stent-Implantation

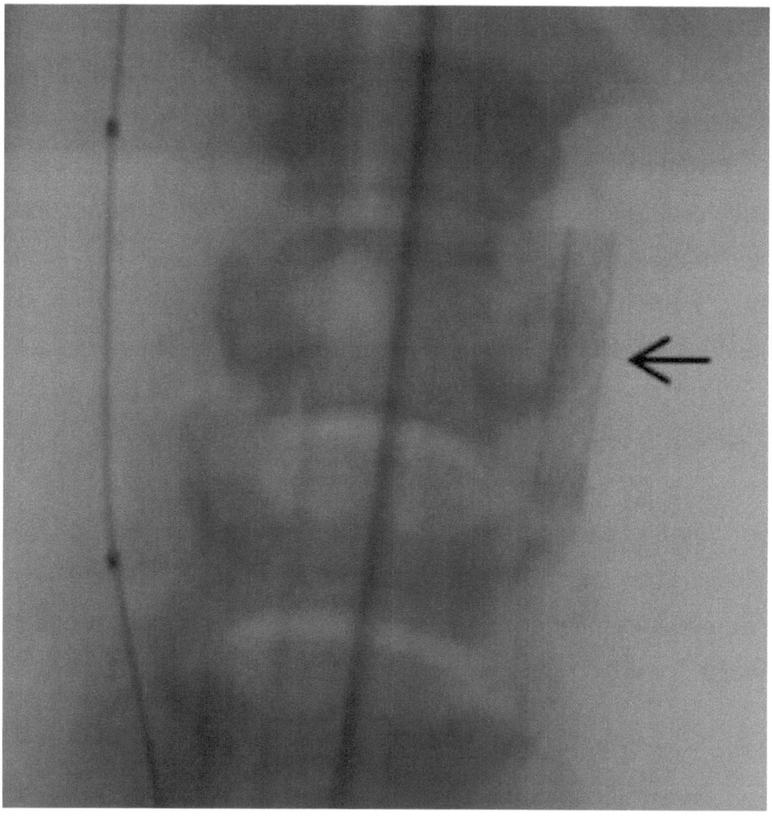

Abbildung 13: Ballonkatheter in der rechten, implantierter 316L-Stent (Pfeil) in der linken Arteria carotis communis

4.3.2.2 Mikro-Computertomographie

Die im Institut für biomedizinische Technik, Universität Rostock, durchgeführten mikro-computertomographischen (µCT) Untersuchungen bestätigten einen runden Querschnitt und freie Lumina der untersuchten Stents [107]. Es konnten eine höhere Anzahl von angeschnittenen Stentstreben pro Querschnitt bei den 316L-Stents, sowie eine größere Stegbreite und Wandstärke bei den PLLA/P4HB-Stents ausgemacht werden. Die folgenden Abbildungen (mit freundlicher Genehmigung aus [107]) zeigen µCT-Aufnahmen von 3 Querschnittsebenen eines repräsentativen PLLA/P4HB- und 316L-Stents (Abbildung 14) sowie deren rekonstruierte 3D-Bilder (Abbildung 15).

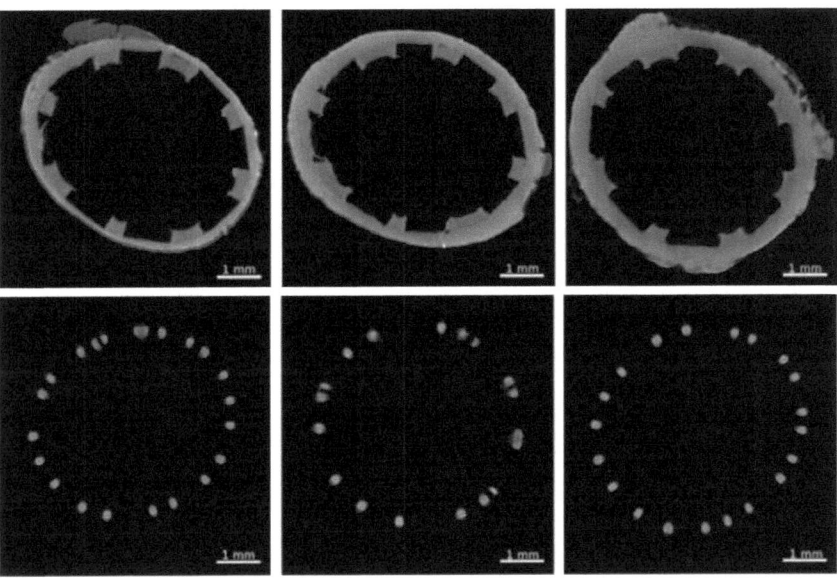

Abbildung 14: µCT-Schnittbilder eines PLLA/P4HB-Stents mit Gefäßwand (oben) und eines 316L-Stents (unten)

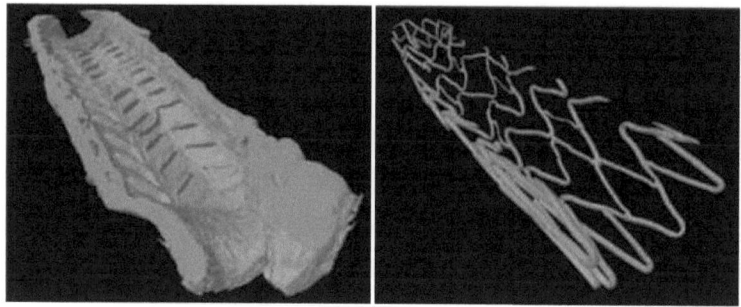

Abbildung 15: 3D-Rekonstruktionen eines PLLA/P4HB-Stents mit Gefäßwand (links) und eines 316L-Stents (rechts)

Tabelle 12 gibt die Messergebnisse, Tabelle 13 die nach den Formeln in Tabelle 5 berechneten Kenngrößen an (aus [107]).

Tabelle 12: Messgrößen der gestenteten Gefäßsegmente

Gefäß		ACC		AR		AIE	
Stent		316L	PLLA/P4HB	316L	PLLA/P4HB	316L	PLLA/P4HB
AA	[mm^2]	17,9 (± 0,6)	16,7 (± 0,2)	18,7 (± 0,8)	16,5 (± 0,7)	20,3 (± 0,7)	18,0 (± 0,5)
AL	[mm^2]	15,2 (± 0,6)	13,6 (± 0,1)	15,9 (± 0,6)	12,8 (± 0,8)	17,9 (± 0,6)	14,6 (± 0,7)
UA	[mm]	15,1 (± 0,3)	15,3 (± 0,4)	15,6 (± 0,2)	14,8 (± 0,4)	16,2 (± 0,2)	15,5 (± 0,3)
UL	[mm]	14,0 (± 0,3)	14,3 (± 0,3)	14,3 (± 0,2)	13,3 (± 0,2)	15,3 (± 0,3)	14,3 (± 0,2)

Arterienfläche, AA; Lumenfläche, AL; Arterienumfang, UA; Lumenumfang, UL; Arteria carotis communis, ACC; Arteria renalis, AR; Arteria iliaca externa, AIE

Tabelle 13: Abgeleitete Kenngrößen der gestenteten Gefäßsegmente

Gefäß		ACC		AR		AIE		p-Wert
Stent		316L	PLLA/P4HB	316L	PLLA/P4HB	316L	PLLA/P4HB	
dA	[mm]	4,8 (± 0,1)	4,6 (± 0,0)	4,9 (± 0,1)	4,6 (± 0,1)	5,1 (± 0,1)	4,8 (± 0,1)	0,240
dL	[mm]	4,4 (± 0,1)	4,2 (± 0,0)	4,5 (± 0,1)	4,0 (± 0,1)	4,8 (± 0,1)	4,3 (± 0,1)	0,099
AKA	[mm^2]	18,3 (± 0,7)	18,6 (± 0,9)	19,3 (± 0,5)	17,3 (± 1,0)	20,9 (± 0,6)	19,2 (± 0,7)	0,837
AKL	[mm^2]	15,6 (± 0,7)	16,3 (± 0,7)	16,3 (± 0,5)	14,1 (± 0,4)	18,6 (± 0,6)	16,2 (± 0,4)	0,571
RA	[%]	98,3 (± 0,6)	89,8 (± 3,8)	96,8 (± 1,4)	95,3 (± 4,5)	97,2 (± 0,7)	93,8 (± 3,2)	0,041
RL	[%]	97,8 (± 0,3)	83,5 (± 4,0)	97,0 (± 1,0)	90,8 (± 3,3)	96,3 (± 0,4)	90,2 (± 2,3)	0,003

Arteriendurchmesser, dA; Lumendurchmesser, dL; Kreisfläche Arterie, AKA; Kreisfläche Lumen, AKL; Rundheit Arterie, RA; Rundheit Lumen, RL; Arteria carotis communis, ACC; Arteria renalis, AR; Arteria iliaca externa, AIE

Aufgrund der geringen Stückzahl (n = 8) wurde bei der statistischen Auswertung auf einen detaillierten Vergleich der einzelnen Gefäßabschnitte verzichtet. Für die 316L-Stent-tragenden Gefäßsegmente aller 3 Gefäßabschnitte zusammen (ACC + AR + AIE) bestand kein signifikanter Unterschied der Arterien- (p = 0,240) oder Lumendurchmesser (p = 0,099) sowie der Kreisfläche von Lumen (p = 0,571) und Arterie (p = 0,837) jedoch Rundheit der Arterie (p = 0,041) und des Lumens (p = 0,003) gegenüber den PLLA/P4HB-Stent-tragenden Gefäßabschnitten

4.3.2.3 Kontrastmittel-Computertomographie

Die in der Kontrastmittel-Computertomographie (KMCT) untersuchten karotidalen Stents waren durchgängig. Abbildung 16 zeigt repräsentative Computertomographie-Aufnahmen der Arteriae carotides communes, versorgt mit beiden Stenttypen, in sagittaler (A, B), coronarer (D, E) und axialer (C, F) Ebene. Hierbei ist C eine Aufnahme ohne Kontrastmittel und E eine multiplanare Rekonstruktion. Dünne Pfeile markieren PLLA/P4HB-Stents, dicke Pfeile weisen auf 316L-Stents.

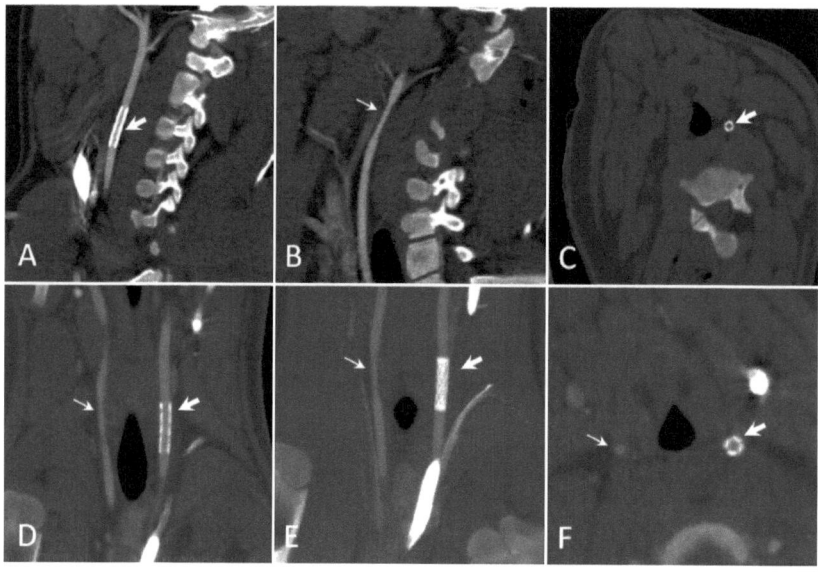

Abbildung 16: Repräsentative Computertomographie-Aufnahmen mit markierten PLLA/P4HB- (dünne Pfeile) und 316L-Stents (dicke Pfeile)

Tabelle 14 führt die gemittelten Längen und Durchmesser sowie die abgeleiteten Lumenflächen der untersuchten Stents auf. Dabei wiesen PLLA/P4HB-Stents im Durchschnitt signifikant geringere Durchmesser ($p < 0{,}05$) und Lumenflächen ($p < 0{,}05$) als 316L-Stents auf.

Tabelle 14: Mess- und Kenngrößen aus der Kontrastmittel-Computertomographie

Stent		316L	PLLA/P4HB	p-Wert
Expansionslänge	[mm]	25,6 (± 0,4)	19,5 (± 1,1)	
Innendurchmesser	[mm]	3,3 (± 0,2)	2,6 (± 0,4)	< 0,05
Lumenfläche	[mm²]	8,79 (± 1,02)	5,34 (± 1,76)	< 0,05

Tabelle 15 vergleicht die distalen Stenosegrade der mit PLLA/P4HB- und 316L-Stents versorgten Gefäße einzelner Versuchstiere. Am Versuchstier B/1 war keine KMCT-Untersuchung durchgeführt worden.

Tabelle 15: Distaler Stenosegrad [%] der Arteria carotis communis durch Stents

Schwein		B/2	B/3	B/4	B/5	B/6
Stent	316L	41,8	34,5	35,8	32,0	34,0
	PLLA/P4HB	49,1	43,6	58,1	56,3	53,2

Abbildung 17 stellt die durchschnittlichen distalen Stenosegrade, hervorgerufen durch 316L- oder PLLA/P4HB-Stents, gegenüber (316L = 35,6 (± 3,7) %; PLLA/P4HB = 52,1 (± 5,8) %). Gefäße mit PLLA/P4HB-Stents wiesen einen signifikant höheren distalen Stenosegrad auf ($p < 0,05$).

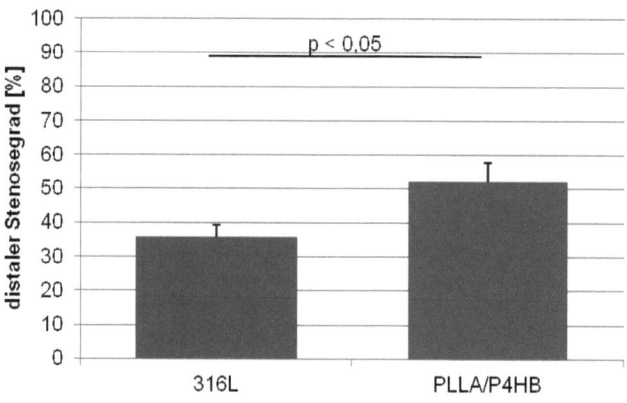

Abbildung 17: Distaler Stenosegrad [%] der Arteria carotis communis durch Stents

4.3.3 Histologische Untersuchungen

Die untersuchten Stents waren bis auf schnittbedingte Artefakte intakt und zeigten keinen ausgeprägten Recoil oder Kollaps. Alle untersuchten Stentebenen waren luminal durchgängig und wiesen keine thrombotischen Verschlüsse auf. Abbildung 18 zeigt repräsentative Querschnitte.

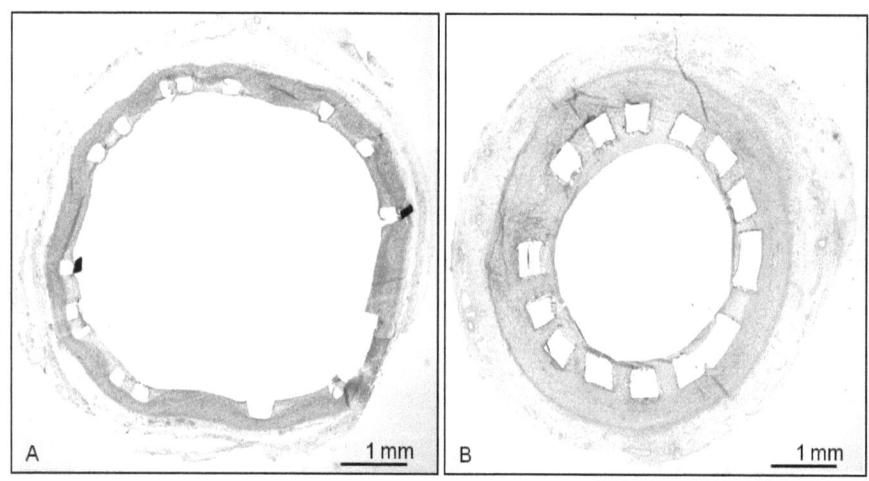

Abbildung 18: Repräsentative histologische Querschnitte einer Arteria carotis communis mit 316L- (A) und PLLA/P4HB-Stent (B)

4.3.3.1 Verletzung und Entzündung

Es wurde das Gewebe um 301 PLLA/P4HB-Polymer-Struts und 307 316L-Metall-Struts hinsichtlich Verletzung und Entzündungsreaktion bewertet. Der durchschnittliche Injury-Score fiel bei beiden Stent-Typen insgesamt mild aus (Score < 1). Er lag bei den PLLA/P4HB-Stents im Vergleich signifikant niedriger als bei den 316L-Stents (PLLA/P4HB: 0,41 (± 0,56); 316L: 0,81 (± 0,78); p < 0,05). Abbildung 19 zeigt die Ergebnisse zum Injury-Score.

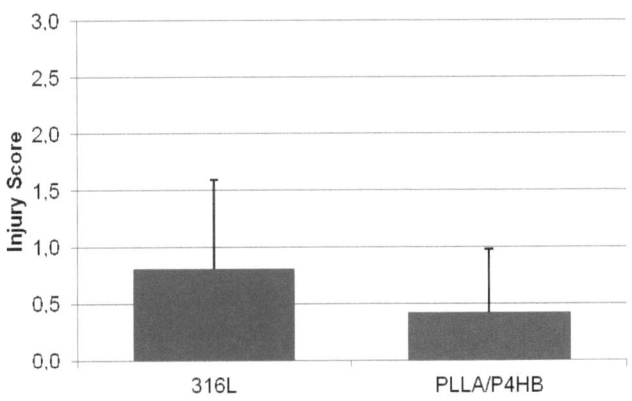

Abbildung 19: Verletzungs-Score nach Schwartz

Der durchschnittliche Inflammatory-Score der PLLA/P4HB-Stents war im Vergleich zu dem der 316L-Stents signifikant höher (PLLA/P4HB: 0,91 (± 0,43); 316L: 0,56 (± 0,53); p < 0,05). Im Gesamtdurchschnitt zeigte sich eine milde Entzündungsreaktion (Score < 1). Eine direkte Gegenüberstellung des Inflammatory-Scores von PLLA/P4HB- und 316L-Stents zeigt Abbildung 20.

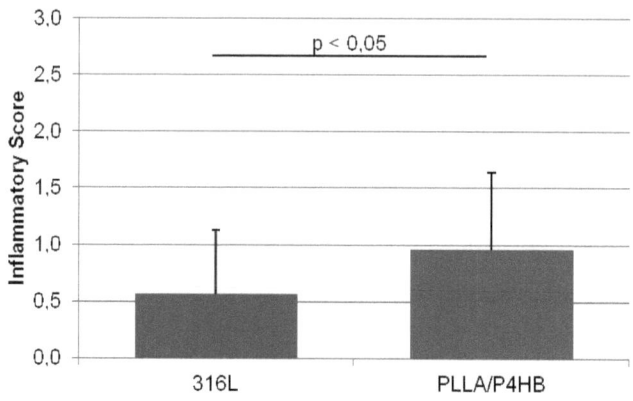

Abbildung 20: Entzündungs-Score nach Kornowski

Abbildung 21 verdeutlicht die semiquantitative Auswertung des Inflammatory-Scores beispielhaft. Es zeigt einen PLLA/P4HB-Stent-Gefäßquerschnitt aus einer rechten Arteria carotis. Ein Teil der Gefäßwand wurde vergrößert. Auf diesem Ausschnitt ist eine die Stentstreben umgebende Entzündungszellinfiltration erkennbar.

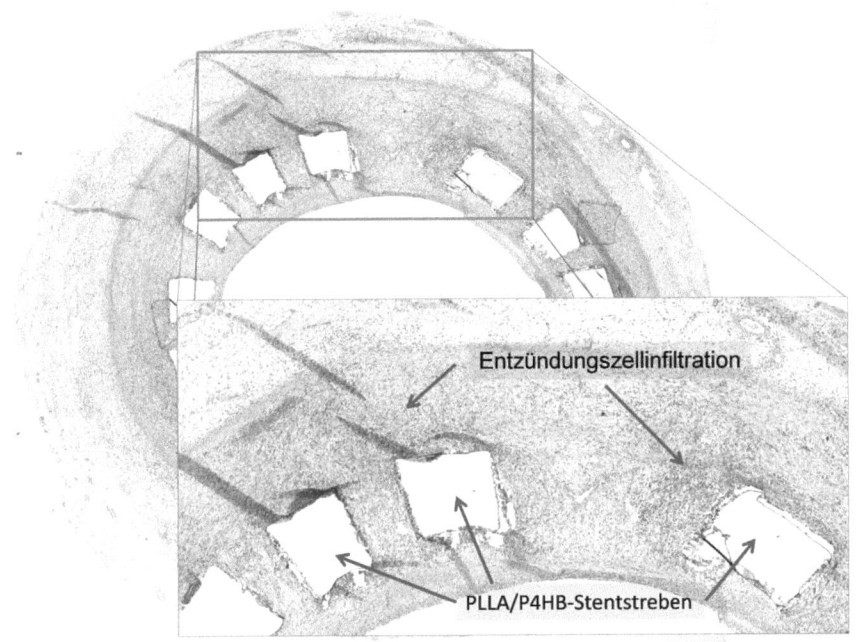

Abbildung 21: PLLA/P4HB-Struts umgeben von Entzündungszellen

4.3.3.2 Morphometrie

Tabelle 16 zeigt die durchschnittliche Neointima- (NT) und Mediadicke (MT) bei PLLA/P4HB- und 316L-Stents im Vergleich. Abbildung 22 beschreibt ihre Verteilung gemäß der Messmethode (nach Abbildung 9) über und zwischen den Struts.

Bei den biodegradierbaren PLLA/P4HB-Stents konnte eine signifikant höhere Neointima- und Mediadicke gegenüber den permanenten 316L-Metall-Stents nachgewiesen werden ($p < 0{,}05$).

Tabelle 16: Durchschnittliche Neointima- (NT) und Mediadicke (MT)

Stent	316L	PLLA/P4HB	p-Wert
NT [mm]	0,07 (± 0,05)	0,21 (± 0,14)	< 0,05
MT [mm]	0,15 (± 0,06)	0,26 (± 0,12)	< 0,05

Die meiste Gewebeneubildung erreichte die neointimale Proliferation in den Strut-Zwischenräumen der PLLA/P4HB-Stents mit 0,31 (± 0,12) mm. Die geringste Gewebeneubildung zeigte sich über den Struts der 316L-Stents mit 0,03 (± 0,01) mm.

4.3.3.3 Planimetrie

Ursprüngliches Lumen (engl. Original Lumen, OL) und verbleibendes Lumen (engl. Residual Lumen, RL) sind bei den 316L-Stents signifikant größer (Tabelle 17). Die Differenz aus OL und RL ergibt die gewachsene Neointimafläche (NF). Diese NF ist bei den PLLA/P4HB-Stents signifikant größer als bei den 316L-Stents (p < 0,05) (Abbildung 22).

Tabelle 17: Ursprüngliches (OL) und verbleibendes Lumen (RL)

Stent	316L	PLLA/P4HB	p-Wert
OL [mm²]	16,5 (± 2,2)	10,8 (± 0,8)	< 0,05
RL [mm²]	15,1 (± 2,3)	6,7 (± 0,6)	< 0,05

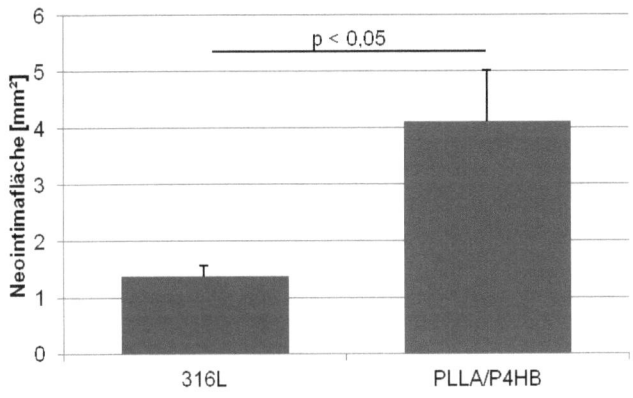

Abbildung 22: Neointimafläche (NF)

Die PLLA/P4HB-Stents weisen im Durchschnitt histologisch eine signifikant größere Restenose von 38 % gegenüber den 316L-Stents mit 8,4 % auf ($p < 0,05$). Dieser Einfluss der neointimalen Fläche auf das Restlumen wird in Abbildung 23 verdeutlicht.

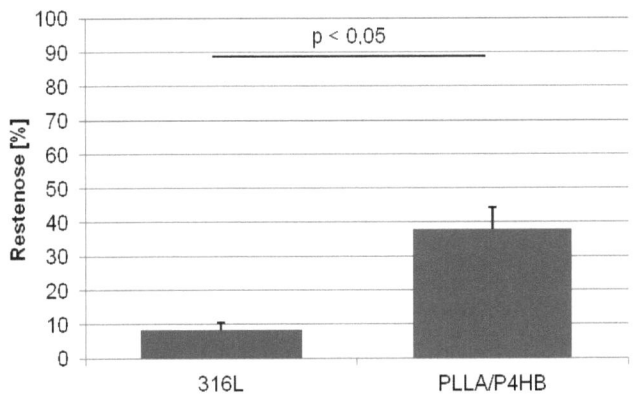

Abbildung 23: Flächenbezogene Restenoserate

5 DISKUSSION

In dieser Studie wurde ein Versuchsmodell zur endovaskulären Erprobung eines neuartigen biodegradierbaren Polymer-Stents auf Poly-L-Lactid- (PLLA) und Poly-4-Hydroxybuttersäure- (P4HB) Basis etabliert. An diesem konnte demonstriert werden, dass die PLLA/P4HB-Stents ebenso kontrolliert und sicher transluminal in peripheren Zielgefäßen appliziert werden können wie ihre Kontrollgruppe aus handelsüblichen permanenten 316L-Metall-Stents. Im direkten Vergleich konnten außerdem in vivo die mechanische Stabilität und die Biokompatibilität der PLLA/P4HB-Stents akut als auch nach 4-Wochen aufgezeigt werden.

Die Vorteile endovaskulärer Therapieverfahren peripher-stenosierender Gefäßerkrankungen im Allgemeinen sind eine verminderte Mortalität und eine geringere Komplikationsrate, weshalb sie im Begriff sind, konventionelle chirurgische Verfahren zu ersetzen [109]. Minimalinvasive, endovaskuläre Eingriffe in Lokalanästhesie sind insbesondere für ältere und multimorbide Patienten sehr attraktiv, da sie auch dann noch möglich sind, wenn offene chirurgische Verfahren oder Vollnarkosen aufgrund von Komorbiditäten bereits kontraindiziert sind [110, 111]. In ihrer Anwendung bei der pAVK besteht für die endovaskuläre Therapie außerdem ein Trend zur Kosteneinsparung [10, 112].

Ein bestehendes Problem der interventionellen Therapie mittels Stent-Angioplastie ist bislang ihre Endgültigkeit beim Einsatz von permanenten Stents. Einmal eingesetzt, können sie nicht einfach wieder entfernt werden und verhindern im Gegensatz zu biodegradierbaren Stents die Möglichkeit einer sekundären Gefäßoperation oder einer erneuten Intervention und Stenteinlage [85].

Aufgrund ihrer Beständigkeit führen sie kontinuierlich zu lokaler immunologischer Reizung der Gefäßwand und der damit verbundenen, bereits in der Einleitung beschriebenen Entstehung der In-Stent-Restenose (ISR) [113]. Dabei ist bekannt, dass diese ursächliche Entzündungsreaktion und ihre Auswirkungen auf die Proliferationsvorgänge durch Entfernung des Fremdkörpers beendet werden kann [69, 114, 115]. Biodegradierbare Stents stellen folglich die kausale Lösung des ISR-Problems dar. Abgesehen davon sind endovaskuläre Gefäßstützen nach Abschluss der Gefäßwandheilung überflüssig, da sie eine Lumenexpansion von Gefäßen wie durch einen Käfig verhindern [116]. Bei biodegradierbaren Stents hingegen wurde während der Gefäßwandheilung ein positives (auswärtsgerichtetes) Remodeling beobachtet [117]. Im Anschluss an die Degradation zeigte sich eine Rückkehr der Vasomotion und Vasodilatation als Zeichen der Gefäßwandheilung bei erhaltener Fähigkeit der Gefäße zur Wiederausdehnung beobachtet werden [86, 118]. Hierdurch ist die Implantation biodegradierbarer Stents auch bei Kindern und Jugendlichen bedenkenlos möglich [119]. Bei angeborenen Herzfehlern wurden biodegradierbare Stents bereits erfolgreich eingesetzt [120, 121].

Die Studienlage bezüglich der Erforschung biodegradierbarer Stents für den Einsatz am peripheren Gefäßsystem ist sehr dünn verglichen mit dem Forschungsstand für das koronare Gefäßsystem. Dies ist sicherlich mit Hinblick auf die höhere Mortalität bei Koronargefäßerkrankungen erklärbar [53]. Dennoch hinkt der Einsatz von Stents im peripheren Gefäßsystem überproportional seinen Möglichkeiten hinterher, wie die Situation der endovaskulären Stenosetherapie der Arteria carotis mit Stents (engl. Carotid Artery Stenting, CAS) verdeutlicht.

In mehreren kontrolliert randomisierten Studien wurde das CAS mit der offenchirurgischen Karotisendarteriektomie (engl. Carotid Endarterectomy, CEA) als bisheriges Standardverfahren verglichen und konnte sich trotz einer insgesamt vergleichbaren Wirksamkeit und Sicherheit nach wie vor nicht etablieren [122, 123]. Lediglich in Einzelfällen und unter Berücksichtigung interindividueller Faktoren wie Patientenalter, Symptomatik der Stenose, Anatomie des Halsbereiches und Komorbiditäten wird das CAS bevorzugt [122, 124-126]. Dabei entfallen beim CAS die Vollnarkose mitsamt ihren Risiken, sowie die offene Operation am Hals mit möglichen Nervenschäden und der Hautnarbe [122]. Ein vollständig biodegradierbarer Stent wurde am Menschen bislang noch nie an Karotisstenosen erprobt. Dabei könnte möglicherweise eben dieser Einsatz von biodegradierbarem Material und die damit einhergehenden Möglichkeiten der Reintervention beziehungsweise Erhalt der Reoperabilität nach Abschluss der Degradation, das Zünglein an der Waage sein um die Stenosetherapie der Arteria carotis endgültig in Richtung endovaskulärer Standards zu kippen.

Eine ähnliche Unentschlossenheit ist bei der Behandlung der pAVK unterer Extremitäten zu beobachten. An femoropoplitealen Gefäßabschnitten wurden Stents initial mit sehr unterschiedlichen Offenheitsraten eingesetzt [127]. Während es 2007 noch schien, als besäßen Stents 1 Jahr nach Implantation gegenüber der PTA keine Vorteile bei Stenosen <10 cm in der Arteria femoralis superficialis [128], belegten neuere Studien dagegen 2009 eine deutliche Überlegenheit der Stents bezüglich der Offenheitsrate [129, 130]. Femoropopliteale Gefäße (Arteria femoralis superficialis und Arteria poplitea) sind großen mechanischen Belastungen wie Stauchung, Biegung und Rotation ausgesetzt. Es bestehen daher in diesen Gefäßabschnitten eine in Abhängigkeit vom Stentdesign unterschiedlich hohe Stentfrakturrate sowie damit assoziierte In-Stent-Restenose (ISR) [131, 132]. Permanente superelastische, autoexpansive Nitinolstents haben sich bislang für den Einsatz in diesem mechanisch besonders beanspruchten Abschnitt des peripheren Gefäßsystems behauptet [133]. Auch die in ihrer Anwendung an Koronarien bereits etablierten DES auf BMS-Basis konnten sich hier bislang nicht durchsetzen. Ein selbstexpandierender Nitinol-Stent mit Sirolimusfreisetzender Beschichtung (Smart®, Cordis, Miami/FL, USA) konnte bei der Behandlung von Stenosen der Arteria femoralis superficialis keine signifikanten Vorteile gegenüber seiner unbeschichteten BMS-Variante aufweisen [134-136]. Erst ein Paclitaxel-freisetzender Nitinol-Stent (Zilver PTX®, Cook Medical, Bloomington/IN, USA) zeigte 2011 in suprapoplitealen Stenosen gegenüber der PTA und dem Einsatz von BMS eine höhere Offenheitsrate nach einem Jahr [137, 138].

Der einzige DES mit CE-Zulassung für infrapopliteale Stenosen ist der ursprünglich für die koronare Anwendung konzipierte Sirolimus-freisetzende Cypher-Stent (Cypher®, Cordis Corp., a Johnson & Johnson Co., New Brunswick/NJ, USA) [139-141]. Er zeigt auch nach 3 Jahren noch eine bessere Restenoserate gegenüber dem herkömmlichen BMS [142]. Weitere DES mit Everolimus (Dynalink-E®, Abbott Vascular Inc., Santa Clara/CA, USA) [143] oder Paclitaxel (TAXUS Liberté®, Boston Scientific, Natick/MA, USA) [144] werden derzeit noch in klinischen Studien untersucht.

Biodegradierbare Stents werden bislang im peripheren Gefäßsystem nur infrapopliteal eingesetzt, weil dort kleinere Stents einer geringeren Beanspruchung standhalten können. In der AMS-INSIGHT-Studie stellte sich der AMS-Stent allerdings mit schlechterem Ergebnis hinsichtlich der Wiederverschlussraten als die alleinige PTA dar [145].

Stents

Die in dieser Studie als Kontrollgruppe verwendeten 316L-Metall-Stents besitzen eine amorphe Siliciumcarbid-Beschichtung (PROBIO®-Beschichtung), welche als Barriere gegen Ionenfreisetzung im Vergleich zu anderen reinen Metall-Stents eine Thrombozytenaggregation verhindern [146] und eine Endothelialisierung fördern soll [147]. In anderen Studien konnten hierfür in vitro eine gute Hämato- und Biokompatibilität [148] belegt, am Menschen jedoch keine signifikante Restenose-Reduktion beobachtet werden [149]. Der Einsatz von 316L-Stents ist im klinischen Alltag etabliert und sie werden aufgrund der guten Vergleichsbasis gerne als Kontrollgruppe für die Erprobung biodegradierbarer Polymer-Stents verwendet [92]. Die Biokompatibilität der in dieser Arbeit erprobten 316L- und PLLA/P4HB-Stents soll im Abschnitt der peri- und postoperativen Untersuchungen diskutiert werden.

Der in dieser Arbeit verwendete neuartige Polymer-Stent basiert auf Poly-L-Lactid (PLLA) und Poly-4-Hydroxybuttersäure (P4HB) in einem Mischverhältnis von 78/22 %. PLLA ist ein Polymer aus reinen L-Isomeren der Polylactidsäure und wurde bewusst als Grundsubstanz gewählt, da es gute mechanische Stabilität, Biodegradibilität und Biokompatibilität besitzt [150]. Der erste vollständig biodegradierbare Polymer-Stent bestand aus reinem PLLA [151], das Material befindet sich im Igaki-Tamai-Stent nach wie vor erfolgreich in der klinischen Anwendung [90, 152].

Die kristalline Struktur und die starken Molekülbindungen von reinem PLLA sind für die große mechanische Stabilität verantwortlich, machen das Material allerdings gleichzeitig brüchig [88]. Ein Stent aus reinem PLLA lässt sich aufgrund dieser viskoelastischen Eigenschaften bei Körpertemperatur nur relativ langsam aufdehnen, da er sonst bricht [99]. Eine Möglichkeit, mit der geringen Dehnbarkeit von PLLA bei Körpertemperatur umzugehen, ist die Dilatationstechnik des Igaki-Tamai-Stents durch kombinierte thermale Autoexpansion und Ballonexpansion. Durch Spülung des Ballonkatheters mit einem heißen Kontrastmittel-Wasser-Gemisch (50°C am Ballon) wird eine Autoexpansion ausgelöst. Anschließend wird der Stent mit dem Ballon weiter aufdilatiert und dehnt sich dann mittels thermaler Autoexpansion bei Körpertemperatur bis zum Nenndurchmesser weiter auf. Bemängelt wird an dieser Technik allerdings das theoretische Verbrühungsrisiko der Gefäßwand [153]. In dieser Studie wurde eine alleinige Ballondilatationstechnik verwendet, da der PLLA/P4HB-Stent keine Autoexpansionsfähigkeit besitzt. In Vorarbeiten unserer Arbeitsgruppe wurde das Problem der geringen

Dilatationsgeschwindigkeit jedoch erkannt und diesem durch Beimischung von P4HB zur Grundsubstanz beigegangen [102, 106]. Die Vermischung von PLLA und P4HB in unterschiedlichen Verhältnissen erzeugt Materialien mit einer hohen Bandbreite von mechanischen Eigenschaften. P4HB selbst hat eine sehr hohe Verformungsfähigkeit. Je geringer der Anteil ist umso steifer und härter wird das Material. Ein hoher 4-Hydroxybutyrat-Anteil (20 – 35 %) an einem Polymergemisch führt zu einem festen und gleichzeitig sehr flexiblen Co-Polymer [154]. Diese Kombination erhöht demnach die Elastizität des Materials ohne die mechanische Stabilität zu sehr einzuschränken. Grabow et al. [102] zeigten 2007, dass ein P4HB-Anteil von 22 % in der Stentgrundsubstanz, im Vergleich mit reinem PLLA, zu einer größeren Belastbarkeit führt. Hierdurch konnte die berstungsfreie Dilatationsgeschwindigkeit deutlich verbessert werden.

Die in den vorausgegangenen Studien demonstrierte Erhöhung der Dilatationsgeschwindigkeit konnte auch in dieser Studie bestätigt werden. Es zeigte sich erneut kein Hinweis auf Stentruptur bei einer Dilatationsgeschwindigkeit von 8 bar/Minute.

Poly-4-Hydroxybutyrat (P4HB) wurde außerhalb dieser Studiengruppe noch nicht als Basis für biodegradierbare Stents verwendet. Lediglich chemisch verwandte Materialien wurden bislang in ähnlicher Verwendung erprobt. Biodegradierbare Stents aus Poly-3-Hydroxybutyrat beispielsweise wurden über 30 Wochen in Iliakalarterien von Hasen eingesetzt, wo sie allerdings eine extreme Entzündungs- und Proliferationsreaktion erzeugten und daher nicht für die klinische Anwendung empfohlen werden [155]. Testungen von PHBV (Poly-Hydroxybuttersäure/-valerat) und vier weiteren, ähnlichen Polymeren in Schweinekoronarien ergaben das gleiche Resultat [69].

Während die chemische Zusammensetzung des PLLA/P4HB-Stents nicht von seinem Prototypen abweicht, wurde in dieser Studie ein modifiziertes Stentdesign erforscht, welches ein transluminales Vorschieben vereinfachen sollte. Das Profil wurde von 3,4 mm auf 2,7 mm Außendurchmesser im unexpandierten Zustand verringert, damit der Stent über eine 8F-Schleuse ins Gefäßsystem eingebracht und an das Zielgefäß vorgeschoben werden kann. Ein Vorschieben der Stents über die 8F-Schleuse war hierdurch problemlos möglich, wenn auch mit speziellen Vorbereitungen verbunden (siehe unten). Keiner der PLLA/P4HB-Stents ging während der Schleusen- oder Gefäßsystempassage verloren. Ein verändertes Design mit eingefügten Gelenken sorgt für erhöhte Flexibilität und ermöglicht eine gute transluminale Führbarkeit des Stents über größere Winkel an Gefäßabgängen. Unterschiedliche Winkel wurden im Speziellen an den Abgängen der Aa. renales erprobt. Eine Biegung von bis zu 70° war hierbei problemlos passierbar.

Der dritte in dieser Studie erprobte Stenttyp ist der PLLA/P4HB-Stent mit röntgendichter Markierung. Wolframmikropartikel wurden erfolgreich als röntgendichtes Material in einem der ansonsten strahlendurchlässigen PLLA/P4HB-Stents verwendet um ihn für eine radiologisch kontrollierte Dilatation unter Röntgendurchleuchtung sichtbar zu machen. Hier liegt ein eindeutiger Vorteil in der Verwendung bioresorbierbaren und gleichzeitig röntgendichten Materials als Grundsubstanz für die Herstellung biodegradierbarer Stents. Magnesiumstents wie der AMS-Stent von Biotronik [79] oder der korrodierbare Eisenstent von Peuster et al. [83, 84] sind im Röntgen sichtbar und benötigen daher keine weitere Röntgenmarkierung. Biodegradierbare Polymer-Stents sind auf die Verwendung von Röntgenmarkern etwa aus Gold (Igaki-Tamai-Stent) [90] oder Platin (BVS-Stent) [97] angewiesen. Derzeit befinden sich viele unterschiedliche Materialien in der Patentanmeldung als radiologische Marker für biodegradierbare Stents auf Polymerbasis. Luderer et al. wiesen mit der Inkorporation von Gold-, Silber- und Magnetit-Nanopartikeln eine verbesserte Darstellbarkeit der PLLA/P4HB-Stents durch Röntgenstrahlung und

Magnetresonanz nach. Allerdings verloren die Stents hierdurch an mechanischer Festigkeit [156].

Tiermodell und Versuchsaufbau
Mit Rücksicht auf Übertragbarkeit der Ergebnisse und prognostischer Wertigkeit wurde in dieser Studie ein Versuchstiermodell mit ähnlichen anatomischen, physiologischen und pathogenetischen Verhältnissen zum Menschen gewählt. Aufgrund der Vergleichbarkeit regenerativer vaskulärer Prozesse erlauben Tierversuche mit Schweinen realistische Voraussagen über den Heilungsverlauf am Menschen [26, 157]. Lokale Gefäßreaktionen auf eine Stent-Implantation folgen einem bestimmten Muster aus Verletzung und Heilung begleitet von neointimaler Proliferation und Endothelialisation. Die Heilungsreaktion beim Schwein verläuft hierbei in einem deutlich kürzeren Zeitfenster und mit einer stärkeren neointimalen Hyperplasie als beim Menschen ab [26]. In Abhängigkeit vom verwendeten Stent-Material, Länge der Läsion und des betroffenen Gefäßes dauert der Restenose-Prozess unterschiedlich lange an. Über welchen Zeitraum ein biodegradierbarer Stent letztendlich bestehen muss um eine Restenose zu überdauern, ist vor allem für den Einsatz an peripheren Gefäßen nicht endgültig geklärt. Die neointimale Hyperplasie bei menschlichen Koronarien erreicht postinterventionell ihr Maximum bis zum 6. Monat, beim Schwein bis zum 1. Monat, und verläuft im Anschluss daran regredient [157]. Setzt man voraus, dass die Heilungsprozesse in Koronarien und peripheren Arterien vergleichbar ablaufen, so entsprechen die in dieser Studie nach 4 Wochen am Schwein erzielten Gefäßveränderungen den Heilungsstadien nach einer Dauer von 5 bis 6 Monaten am Menschen [157]. In dieser Studie konnte auf Grund des kurzen Zeitraums zwischen Implantation und Explantation (4 Wochen) bei der histologischen Untersuchung keine wesentliche Degradation der PLLA/P4HB-Stents beobachtet werden. Voruntersuchungen am

PLLA/P4HB-Prototypen zeigten nach 48 Wochen in vitro eine Reduktion des Molekulargewichtes um 82 % [102].

Alle für die Stent-Implantation verwendeten Materialien wurden in dieser Studie analog ihrer Anwendung am Menschen eingesetzt. Aufgrund der vergleichbaren anatomischen Größenverhältnisse und Physiologie des Herzkreislaufsystems bei Mensch und Schwein ist dies möglich [158, 159]. Auf diese Weise kann gewährleistet werden, dass gewonnene Erkenntnisse der experimentellen Tierversuche leichter auf den Menschen übertragen werden können, was wiederum bei der Überführung eines Konzeptes in die Klinik entscheidend ist.

Schweine werden in Deutschland häufig als Modelltiere in der biomedizinischen Forschung verwendet. Sie sind einfach in der Beschaffung und Haltung, relativ preisgünstig und generell in guter gesundheitlicher Verfassung [160].

Die Größe der Versuchsgruppen und die präoperativen Vorbereitungen orientieren sich an anderen Studien zur Erforschung biodegradierbarer Stents am Schwein und Vorversuchen dieser Studiengruppe [101, 103-106, 161, 162].

Als Limitation des Schweineversuches ist festzuhalten, dass in dieser Studie gesunde Schweine ohne sklerotische Veränderungen der Gefäßwände verwendet wurden.

Die Versuchstiere erhielten bereits präoperativ eine duale orale Antikoagulation mit ASS und Clopidogrel. In der Literatur konnte bei Stent-PTCA mit BMS hierdurch eine Senkung der Verschlussraten aufgezeigt werden, was zur Etablierung der dualen Thrombozytenaggregationshemmung als Standardverfahren bei der Koronarintervention mit Stents führte [39, 163]. Studien zur Beurteilung der Antikoagulation bei Stent-Implantation in peripheren Gefäßen sind rar, indizieren jedoch ähnliche Erfolge wie im koronaren System [164]. Tatsächlich war auch in unserem

Modell unter dieser dualen Antikoagulationstherapie mit Clopidogrel und ASS nach 4 Wochen kein Verschluss gestenteter Gefäßbereiche aufgetreten.

In unserer Studie waren für die Dilatation der PLLA/P4HB-Stents keine speziell auf den Stent angepassten Ballonkatheter verfügbar, während die 316L-Stents in einem bereits vormontierten Stent-Ballonkatheter-Set erhältlich waren. Die Ballonkatheter für die PLLA/P4HB-Stent-Implantation mussten daher bereits extrakorporal nach der Stentmontage vordilatiert werden. Die manuell verschließbare Drehventildichtung (Tuohy-Borst) der Schleuse erlaubte im Gegensatz zu einem automatischen Rückflussventil eine vollständige Ventilöffnung und ein reibungsloses Vorschieben des vordilatierten Ballonkatheters ohne den aufmontierten Stent abzustreifen.

Beim Menschen ist für die Stentapplikation, je nach Stenoselokalisation, ein Zugang über die Arteria femoralis in der Leiste oder seltener über die Arteria brachialis üblich. Aufgrund des klinischen Bezugs waren diese Zugangsgefäße und Lokalisation für die Applikation der neuartigen Stents daher besonders attraktiv.

Zur Einführung einer 8F-Schleuse mussten in dieser Tierstudie Zugangsgefäße mit ausreichend großem Durchmesser genutzt werden. Eine bekannte höhere vasospastische Anfälligkeit der porcinen Blutgefäße bei Manipulation [165] zeigte sich auch in unserer Studie und erwies sich als hinderlich bei der Erprobung peripherer Zugangsgefäße. Die Einbringung der Schleuse ins arterielle Gefäßsystem via perkutaner Punktion, wie es am Menschen üblich ist, konnte nicht durchgeführt werden. Es wurde stattdessen das jeweilige Zugangsgefäß zunächst operativ freigelegt.

Die Arteria femoralis konnte in dieser Studie als Zugangsgefäß nur unter hoher Komplikationsrate genutzt werden und wurde daher als möglich, aber ungeeignet identifiziert. Dies war einerseits durch die gegebene Anatomie des Versuchstieres (geknickter Verlauf der Arteria femoralis unter dem

Leistenband, sowie erschwerte Gefäßfreilegung und Handhabung der Schleuse), andererseits durch den relativ großen Schleusendurchmesser bedingt. Bei der Suche nach Alternativen zeichneten sich die Arteria iliaca communis und Arteria carotis communis als mögliche Zugangsgefäße aus. Die Lumenverlegung der hirnversorgenden karotidalen Gefäße durch einliegende Schleusen birgt allerdings ein erhöhtes Apoplexrisiko, weshalb dieser Zugang für die 4-Wochen-Versuchsreihe nicht gewählt wurde.

Aufgrund der in Versuchsreihe A erlangten Erfahrungen wurde die Wahl des Zugangsgefäßes in Versuchsreihe B auf die Arteria iliaca communis und die der Zielgefäße auf Arteria carotis communis und Arteria renalis eingeschränkt.

Peri- und postoperative Untersuchungen

Die laborchemisch untersuchten Entzündungswerte zeigten keine Elevation und ergaben keinen Hinweis auf eine systemisch relevante Keimeinbringung durch die Stents. Da Entzündungsreaktionen eine wichtige Rolle bei der ISR spielen, scheint der Verlauf des Entzündungsparameters C-reaktives Protein (CRP) im Anschluss an eine Angioplastie mittels BMS oder Ballon geeignet zu sein um Vorhersagen über das Risiko der ISR zu treffen [166, 167]. Bedingt durch Unterschiede in der ISR-Entstehung bei BMS gegenüber DES ist dies bei der Angioplastie mit DES scheinbar nicht möglich [168, 169]. Für rein biodegradierbare Materialien in der vaskulären Anwendung ist bislang noch keine Vorhersagbarkeit von Gefäßwandreaktionen mittels CRP beschrieben und auch in unserer Studie konnte keine Aussage zu dieser These getroffen werden.

Ähnlich unauffällig zeigten sich die übrigen Laborwerte. Zwar bestand während der Implantationsoperationen ein insignifikanter Abfall der Hämoglobin- und Hämatokritwerte, eine akute klinische Relevanz ergab sich hier bei ausbleibendem reaktivem Anstieg der Herzfrequenz im Sinne eines Volumenmangelschocks jedoch nicht. Bis zur Explantationsoperation hatten sich die Werte wieder normalisiert. Blutgase, Elektrolyte, Gerinnung und die übrigen Blutwerte ergaben keine relevanten Auffälligkeiten.

In dieser Studie wurden mehrere direkte und indirekte Methoden für die bildgebende Darstellung der Stents genutzt. Direkte Methoden ermöglichten eine Darstellbarkeit des Stents selbst, während indirekte Methoden Umgebungsveränderungen durch den Stent aufzeigten ohne den Stent selbst darzustellen. 316L-Stents waren jederzeit, sowohl im dilatierten wie auch im undilatierten Zustand unter der Röngendurchleuchtung sichtbar und konnten somit direkt und zu jedem Zeitpunkt beurteilt werden. Sie zeigten eine komplikationslose Dilatation im jeweiligen Zielgefäß. Bis auf einen einzigen 316L-Stent in der Akut-Versuchsreihe (A/3) verblieben alle Stents im Anschluss an die Ballondeflation an der gewünschten Lokalisation im Zielgefäß. Ein auffälliger akuter Recoil blieb aus.

Eine Beobachtung der Dilatation der PLLA/P4HB-Stents ohne Röntgenmarker hingegen war bei fehlender Röntgendichtigkeit während der Implantation nicht direkt möglich. Durch Inflation des Ballonkatheters mit Kontrastmittel anstelle von Luft konnte allerdings das Entfaltungsverhalten der Stents indirekt beobachtet werden. Hierbei zeigte sich auch bei den PLLA/P4HB-Stents jeweils eine regelhafte und komplikationslose Dilatation. Eine DSA im Anschluss an die Ballondeflation erlaubte eine Darstellung der Gefäßreaktion nach Stent-Implantation und ließ Rückschlüsse auf die Lage der Stents zu. Leichte Gefäßkontraktionen proximal und distal der eingebrachten PLLA/P4HB-Stents, wie sie auch bei den 316L-Stents zu beobachten waren, bestätigten ihren korrekten Implantationsort. Weiterhin zeigte sich auch bei den PLLA/P4HB-Stents kein relevanter Recoil im Anschluss an die Ballondeflation.

Die Angiographie ist der Goldstandard in der bildgebenden Diagnostik peripherer arterieller Verschlusskrankheiten [170]. Eine konventionelle

Arteriographie im Sinne einer digitalen Subtraktionsangiographie erfordert allerdings das Vorschieben eines Angiographiekatheters zur Applikation des Kontrastmittels an der zu untersuchenden Stelle im Gefäßsystem und ist daher als postinterventionelle Kontrollbildgebung ein relativ invasives Darstellungsverfahren.

Auf der Suche nach weniger invasiven Angiographie-Methoden rückt die computertomographische Angiographie als Kontrastmittel-Computertomographie mit systemischer Kontrastmittelgabe über einen periphervenösen Gefäßzugang zunehmend in den Vordergrund. Allerdings bestehen hierbei eine höhere Strahlenbelastung und eine beschränkte Auflösung im Bereich von metallischen Implantaten bedingt durch Überlagerungseffekte (sog. „Blooming"-Effekte) [171]. Hierbei ist eine differenzierte Darstellung von Metall-Stents und angrenzendem Weichteilgewebe aufgrund der hohen Röntgendichte von Metall und der dadurch bedingten Überstrahlungsartefakte nur begrenzt möglich. Bei PLLA/P4HB-Stents hingegen zeigte sich der Kontrastunterschied zum Gewebe sehr gering. Eine Differenzierung zwischen Polymer und Gefäßwand fiel schwer. Die PLLA/P4HB-Stents wurden daher in der µCT-Untersuchung mitsamt der angrenzenden Gefäßwand im Kontrast zu luminaler Luft dargestellt. Bei einem vollständig in die Gefäßwand eingewachsenen Stent fehlt der Kontrast zwischen Stent und Luft. Diese Untersuchungsmethode eignet sich daher nicht für die 4-Wochen-Versuche.

In den µCT-Untersuchungen konnte die mechanische Stabilität von 316L- und PLLA/P4HB-Stents aus Akut-Versuchen direkt verglichen werden. Die Ergebnisse der µCT-Aufnahmen bewiesen, dass die Gefäße mit PLLA/P4HB-Stents akut etwa 95 % des Arteriendurchmessers der 316L-Stent-Gefäße erreichten. Zusätzlich bedingt durch die höhere Strutdicke entsprach der Lumendurchmesser der PLLA/P4HB-Stents zu etwa 94 % dem der 316L-Stents. Die etwas geringere Rundheit der PLLA/P4HB-Stents wird vermutlich durch einen etwas geringeren Kollapsdruck gegenüber den 316L-Stents verursacht. Insgesamt ließen somit auch die Ergebnisse der µCT-Untersuchung auf adäquate Applizierbarkeit, Dilatationsfähigkeit und akute mechanische Stabilität der PLLA/P4HB-Stents schließen [107].

Aufgrund der schlechten Differenzierbarkeit zwischen Polymer und Gefäßwand konnte auch in der KMCT-Untersuchung kein Außendurchmesser der PLLA/P4HB-Stents beziehungsweise des gestenteten Gefäßbereiches erhoben werden. Zur Bestimmung des lokalen Stenosegrad nach der Definition des ECST (European Carotid Surgery Trial) wird dieser jedoch vorausgesetzt [172]. Allerdings konnte anhand der Kontrastmittelsäule ein Innendurchmesser abgegrenzt und damit ein distaler Stenosegrad nach der NASCET-Definition bestimmt werden [173]. Die Innendurchmesser der Gefäßbereiche distal der durch Stents erzeugten Stenose stellten sich in dieser Studie etwa gleich groß dar, was eine Vergleichbarkeit der 316L- und der PLLA/P4HB-Stentgruppe bezüglich des distalen Stenosegrades erhöhte. Der distale Stenosegrad in der KMCT-Untersuchung 4 Wochen nach Implantation fiel bei den PLLA/P4HB-Stents signifikant höher aus als bei den 316L-Stents ($p < 0{,}05$). Hierbei ist allerdings zu beachten, dass zur Berechnung Innendurchmesser verwendet wurden und die PLLA/P4HB-Stents eine im Verhältnis 1,6-fach dickere Wandstärke als die 316L-Stents besitzen (316L: 160 µm vs. PLLA/P4HB: 250 µm).

Bei den Stenosegradbestimmungen nach NASCET und ECST handelt es sich ursprünglich um Ultraschallkriterien zur Graduierung von Karotisstenosen, wobei die Methode nach NASCET von der Deutschen Gesellschaft für Ultraschall in der Medizin (DEGUM) zum Standard erklärt wurde [174]. Die Qualität der Bestimmung von Restlumendurchmessern der Arteria carotis mittels KMCT ist mindestens vergleichbar mit der durch DSA, MRA (Magnetresonanzangiographie) und Ultraschall [175, 176].

Polylactidstents verursachen keine Störung des Magnetfeldes und erlauben daher im Gegensatz zu permanenten Metall-Stents auch die Darstellung des gestenteten Gefäßlumens in der Magnetresonanztomographie [177, 178]. Die

CT- und MRT-Kompatibilität der neuen PLLA/P4HB-Stents sind ein Vorteil, der zukünftig für eine genaue und wenig invasive postinterventionelle Untersuchung der gestenteten Gefäßbereiche genutzt werden kann. Andere Studien waren zum Teil für die Bildgebung ihrer biodegradierbaren (Magnesium-) Stents, die weder in CT- noch MRT-Untersuchungen sichtbar sind, auf einen intravaskulären Ultraschall angewiesen [81].

Bei der histologischen Auswertung wurde in den Gefäßen mit PLLA/P4HB-Stents ein signifikant höherer Entzündungs-Score nachgewiesen. Dies kann auf einer Kombination von Ursachen beruhen: Eine vermehrte Entzündungszellinfiltration des umgebenden Gewebes könnte eine Abwehrreaktion gegen Polymer und Zwischenprodukte der Biodegradation darstellen, oder durch eine lokale Kontamination, sowie als Folge einer mechanischen Stimulation durch das Stentdesign bedingt sein [89].
Verschiedene Sterilisationsmethoden können kritischen Einfluss auf wichtige mechanische Eigenschaften von PLLA wie Strukturviskosität, Elastizitätsmodul und Streckfestigkeit haben [179]. Das Institut für biomedizinische Technik, Universität Rostock untersuchte mehrere Sterilisationsverfahren in ihrer Anwendung am PLLA-Stent und fand heraus, dass unter Sterilisationsmethoden mit Beta- und Gamma-Bestrahlung eine starke Abnahme des Molekulargewichts, der mechanischen Eigenschaften und eine Zunahme der Kristallinität des PLLAs verzeichnet werden [99]. Die PLLA/P4HB-Stents wurden daher nicht sterilisiert sondern in Anlehnung an die Studie von Tamai et al. desinfiziert [90].
Es ist bekannt, dass die Degradation von PLLA in vivo eine Entzündungsreaktion hervorrufen und aufrecht erhalten kann [180]. In der Literatur existieren hierzu starke Gegensätze. Während Su et al. massive PLA-induzierte Entzündungsreaktionen mit konsekutiver signifikant reduzierter Offenheit der Gefäße in porcinen Femoralarterien bereits nach 2 Wochen beschreiben [181], zeigen die Untersuchungen von Tamai et al.

keine nennenswerte Entzündungsreaktion 16 Wochen nach Implantation ihrer PLA-Stents in porcinen Koronarien [182].

In der histologischen Auswertung von Schnitten durch 316L-Stents drangen deren Struts in dieser Studie im Vergleich zu denen der PLLA/P4HB-Stents tiefer in die Tunica media ein. Im Durchschnitt verursachten sie damit einen nahezu doppelt so hohen Injury-Score wie die PLLA/P4HB-Stents. Der niedrigere Injury-Score bei den PLLA/P4HB-Stents könnte durch den niedrigeren Ballondilatationsdruck (8 bar bei PLLA/P4HB-Stents vs. 9 bar bei 316L-Stents) und breitere Stentstreben im Vergleich zu den 316L-Stents bedingt sein. Ein Einfluss der Dilatationsgeschwindigkeit ist ebenso wenig auszuschließen.

Die dieser Studie vorausgegangene lokale in vivo-Testung der PLLA/P4HB-Stent-Prototypen an einem Anastomosenmodell am Schwein durch Bünger et al. [106] bietet sich zum Vergleich an. Diese ergab ähnliche Werte der histologischen und planimetrischen Untersuchungen. Im Vergleich zur aktuellen Studie bestand ein niedrigerer Injury-Score für 316L-Stents und ein identischer für PLLA/P4HB-Stents. Die Entzündungsreaktion war sowohl bei den PLLA/P4HB-Stents als auch bei den 316L-Stents deutlich stärker als in der jetzigen Studie.

Bezüglich der neointimalen Hyperplasie wiesen die PLLA/P4HB-Stent-Prototypen eine mit 316L vergleichbare Biokompatibilität auf. Die Residuallumina wiesen für 316L- und für PLLA/P4HB-Stents eine vergleichbar signifikante Minderung auf. Auch die neointimale Fläche in der Vorstudie zeigte, wie in der jetzigen Studie, eine signifikant größere Neointimafläche bei PLLA/P4HB-Stents verglichen mit 316L-Stents. Die flächenbezogene Restenose der Vorversuche mit 40,6 % für PLLA/P4HB-Stents verdeutlicht die Vergleichbarkeit der Ergebnisse mit der jetzigen Studie (flächenbezogene Restenose der neuen PLLA/P4HB-Stents = 38 %). Lediglich die 316L-Stents wiesen in unserer Studie mit 8,4 % eine wesentlich niedrigere Restenoserate gegenüber der vorausgegangenen Studie mit einer Restenose für 316L-Stents von 33,8 % auf. Anzumerken sind hierbei leicht abweichende Versuchsbedingungen, die eine Vergleichbarkeit der Ergebnisse zwischen den Vorversuchen und dieser Studie limitieren. Die Stents wurden über einen Zeitraum von 6 Wochen mit Teilüberlappung an einer eingesetzten Y-Prothese aortoiliakal untersucht, die PLLA/P4HB-Stent-Prototypen besaßen ein anderes Profil (Innendurchmesser: 2,8 mm; Außendurchmesser: 3,4 mm; Wanddicke: 300 µm), 316L-Stents wurden mit 8 bar und über einen Ballondilatationskatheter mit einem Durchmesser von 6 mm im expandierten Zustand dilatiert.

Die neointimale Proliferation beim Schwein als Reaktion auf Entzündung und Verletzung im Sinne eines endovaskulären Gefäßtraumas ist mit der von Menschen vergleichbar [183]. Eine stärkere Gefäßverletzung mit Zerstörung der Lamina elastica interna oder Tunica Media führt zu erhöhter neointimaler Hyperplasie und Thrombusbildung [184, 185]. Auffallend war in unserer Studie eine stärker ausgeprägte Neointimahyperplasie bei den PLLA/P4HB-Stents. Verglichen mit den 316L-Stents war die Kombination aus neointimaler und medialer Dicke bei den PLLA/P4HB-Stents mehr als doppelt so groß. Die NT-MT-Ratio, das Verhältnis der durchschnittlichen Neointimadicke (NT) zur durchschnittlichen Mediadicke (MT), lässt vermuten, dass bei 316L-Stents überwiegend eine mediale Proliferation und bei PLLA/P4HB-Stents überwiegend eine intimale Proliferation an der neointimalen Hyperplasie beteiligt sind.

In Gefäßen mit PLLA/P4HB-Stents fanden sich 4 Wochen nach Implantation signifikant reduzierte Originallumina im Vergleich zur Metall-Kontrollgruppe, welche neben der neointimalen Hyperplasie an der hohen Restenoserate mitverantwortlich sind und auf einen späten Recoil hindeuten. Trotz der hohen Restenoserate gehen wir bei durchgängigem Residuallumen sämtlicher PLLA/P4HB-Stents von einer adäquaten mechanischen Stabilität nach 4 Wochen aus.

In Anbetracht aller Diskussionspunkte lässt der neuartige PLLA/P4HB-Stent zunächst keine Überlegenheit gegenüber dem bereits etablierten 316L-Stent vermuten. Jedoch sollten ihn seine eindeutigen Vorteile, trotz der (noch) höheren Restenoserate, dem 316L-Stent mindestens gleichstellen. Es besteht gegenüber den permanenten Stents ein immenses Entwicklungspotential. Beispielsweise die im Vergleich über anderthalbfache Wanddicke der PLLA/P4HB-Stents trägt sicherlich ihren Anteil an der Restenose bei. Und neben anderen optimierbaren Eigenschaften sollte die wichtigste, die Tatsache der Biodegradierbarkeit, angemessen berücksichtigt werden. Nur wenn sich ein Stent vollständig auflöst, ist eine Heilung im Sinne einer Restitutio ad integrum möglich.

Ausblick

Die hier vorgelegten Ergebnisse sind bereits vielversprechend, jedoch sollten weitere Änderungen in Erwägung gezogen werden um eine klinische Übertragbarkeit weiter voran zu treiben.

Die Entwicklung eines einheitlichen Schleusen-Katheter-Systems würde die Vordilatation des Ballonkatheters zur Montage der PLLA/P4HB-Stents obsolet machen und entscheidend zur Verkleinerung des benötigten Schleusendurchmessers beitragen. Ein kleinerer Schleusendurchmesser sollte angestrebt werden, um einen distaleren Zugang zum Gefäßsystem via perkutaner Punktion zu erleichtern und somit eine weitere Annäherung an die klinische Praxis zu erreichen. Die Röntgenmarkierung mit dispergierten Wolframmikropartikeln sollte regelhaft verwendet werden, da sie eine gute Darstellbarkeit des PLLA/P4HB-Stents in der einfachen Röntgendurchleuchtung erlaubt. Untersuchungen hinsichtlich der Beeinflussung von Biokompatibilität und mechanischer Stabilität von

PLLA/P4HB-Stents durch den Versatz mit Röntgenmarkern und einer zukünftigen Sterilisation stehen hierbei noch aus.

Eine Beobachtung des Recoil-Verhaltens der PLLA/P4HB-Stents sollte in vivo über einen längeren Zeitraum durchgeführt werden. Hier gilt es festzustellen, ob es sich bei der Restenose von 38 % nach 4 Wochen um einen kontinuierlichen Prozess handelt, ob ein Plateau erreicht wird oder ob nicht gar ein Rückgang der Restenose durch positives Remodeling eintritt. Es müssen in jedem Fall weitere Wege gefunden werden, die In-Stent-Restenose weiter zu reduzieren. Eine Optimierung des Stentdesigns im Sinne dünnerer Stentstreben [113] und Erforschung schonender Dilatationsmethoden zur Vermeidung von Gefäßwandschäden [26, 186] wären hierbei förderlich. Möglicherweise stellt die systemische Beimedikation von Statinen einen weiteren Ansatz dar die neointimale Hyperplasie zu reduzieren. In einer Reihe von experimentellen Studien konnte ein positiver Effekt der Cholesterinsynthesehemmer auf das Gefäßwandverhalten nach Verletzung beobachtet werden [187-189]. Durch eine Beschleunigung der Stent-Endothelialisierung wie sie nach einer spezielle Behandlung von PLLA-Polymeren mit Plasma-Ammoniak beobachtet wurde [190, 191], könnte die ISR ebenfalls weiter reduzierbar sein. Mit der Freisetzung von ST638, einem Tyrosinkinasehemmer, konnten biodegradierbare PLLA-Stents bereits 1998 in Schweinekoronarien erfolgreich eine Restenose unterdrücken [192]. Die problemlose Beladung eines PLLA-Stents mit Sirolimus sowie die hierdurch erfolgreiche Senkung der Restenoserate konnten auch bereits durch unsere Studiengruppe in Vorversuchen aufgezeigt werden [105]. Durch Inkorporation von Antiproliferativa wie beispielsweise Sirolimus, könnte eine Unterdrückung der noch relativ hohen Entzündungsreaktion und somit eine weitere Reduktion der ISR durch NIH erreicht werden. PLLA stellt einen sehr guten Speicher für die Arzneimittelfreisetzung dar [193]. Die Entwicklung eines PLLA/P4HB-DES muß der nächste Meilenstein sein.

Die Arzneimittelfreisetzung aus einem Stent lässt generell noch viel Freiraum zur Optimierung. Zukünftige Entwicklungen des Arzneimittelfreigabe-Konzeptes bezüglich Auswahl der Pharmaka und Modulation des Wirkstoffabgabeverhaltens machen gegebenenfalls jegliche zusätzliche Medikation zur Antikoagulation obsolet. Im Prinzip ist ein neues Medikations-Verabreichungskonzept aller Wirkstoffe als endovaskuläre Applikation denkbar. Diese Applikationsart entspräche einer Depot-Verabreichung mit direkter Freisetzung im Gefäßsystem. Komplikationen durch Patienten-Noncompliance oder falsche Medikamenteneinnahme würde automatisch vorgebeugt.

Die Idee des biodegradierbaren Stents ermöglicht eine Vielzahl therapeutischer Konzepte und beschränkt sich nicht auf die vaskuläre Applikation. Ein Einsatz zur Stenosenüberbrückung oder Stufenglättung ist in jedem anderen Hohlorgan denkbar. So wurden biodegradierbare Polymer-Stents bereits erfolgreich an benignen und malignen Stenosen des Ösophagus [194, 195] wie auch des harnleitenden Systems [196] eingesetzt. In der Mikrochirurgie werden nahtlose Anastomosentechniken kleinkalibriger Gefäße mithilfe von biodegradierbaren Stents untersucht [197]. Es ist denkbar, dass auch sämtliche chirurgische Anastomosen im Rahmen von Hybridverfahren mit luminaler Stützung durch einen biodegradierbaren Polymer-Stent geringere postoperative Nahtinsuffizienzraten erreichen könnten. Das Anwendungspotential erstreckt sich somit über das gesamte Spektrum der Medizin.

Bioabbaubare Stentsysteme für die interventionelle Applikation im peripheren Gefäßsystem sollen mit oder ohne Hilfe inkorporierter Pharmaka eine Stenose therapieren und anschließend eine vollständige vaskuläre Regeneration erreichen. Bisherige Erfahrungen mit biodegradierbaren Stents sind durchaus positiv. Der neue PLLA/P4HB-Stent konnte seine endovaskuläre Applizierbarkeit und Biokompatibilität unter Beweis stellen. Diese Studie stellt damit einen weiteren Schritt zur Anwendung biodegradierbarer Polymer-Stents aus PLLA/P4HB am Menschen und ihre Übertragbarkeit in den klinischen Alltag dar.

6 ZUSAMMENFASSUNG

Obwohl die Entwicklung biodegradierbarer Polymer-Stents in den letzten Jahren große Fortschritte gemacht hat, verbleiben entscheidende, noch zu lösende Probleme bestehen. Veränderungen in Design und chemischer Zusammensetzung sollen die Eigenschaften biodegradierbarer Stents optimieren und ihre Schwächen beseitigen.
In dieser Studie wurde ein Tiermodell zur Erprobung von transluminaler Applizierbarkeit, biophysikalischen Verhaltens und Biokompatibilität neuer PLLA/P4HB-Stents in vivo etabliert. Das Stentverhalten sowie die Gefäßreaktion wurden bei der Implantation und nach 4-Wochen beurteilt.

In der gesamten Studie kamen 13 Landschweine zum Einsatz, wovon 1 Schwein als Drop-Out gewertet wurde.
In einer Serie von Akut-Versuchen wurden an 6 Versuchstieren mit einem Körpergewicht von 24 – 40 kg über 3 mögliche Zugangsgefäße 18 Polymer- (PLLA/P4HB) und 13 Metall-Stents (316L) in 6 potentielle Zielgefäße implantiert. Sie wurden während einer Operation eingesetzt und wieder herausoperiert. Ein zusätzlicher PLLA/P4HB-Stent mit Röntgenmarkern aus Wolframmikropartikeln wurde in vivo auf radiologische Darstellbarkeit getestet.
In einer zweiten Serie mit 7 weiteren Versuchstieren wurden 9 Polymer- und 7 316L-Stents über 1 Zugangsgefäß (Arteria iliaca communis) in 2 Zielgefäße (Arteria renalis, Arteria carotis communis) implantiert. In dieser Serie wurden die Stents über 4 Wochen unter dualer systemischer

Antikoagulationstherapie (ASS + Clopidogrel) in den Versuchstieren belassen. Bildgebende Verfahren wie Angiographie, Mikro-Computertomographie, computertomographische Angiographie sowie histologische Untersuchungen wurden durchgeführt.

Das Tiermodell konnte erfolgreich etabliert werden. Bei einem Körpergewicht von 25 (± 2) kg eigneten sich die Arteria iliaca communis als Zugangsgefäß, die Arteria carotis communis und bedingt auch die Arteria renalis als Zielgefäße. Der neue PLLA/P4HB-Stent konnte erfolgreich transluminal implantiert werden und zeigt dabei erstrebenswerte mechanische Eigenschaften. Alle gestenteten Gefäße waren nach 4 Wochen durchgängig. Im Vergleich zur Kontrollgruppe der 316L-Metall-Stents wiesen Gefäße, welche mit PLLA/P4HB-Stents versorgt wurden, eine höhere Entzündungsreaktion und Restenoserate bei vergleichbarer Gefäßverletzung auf.

Der neue PLLA/P4HB-Stent konnte seine endovaskuläre Applizierbarkeit und Biokompatibilität beweisen und eignet sich für Langzeiterprobungen im etablierten Schweinemodell. Eine zukünftige Arzneimittelinkorporation mit Antiproliferativa zur Unterdrückung der neointimalen Hyperplasie könnte die Restenoserate weiter senken. Insgesamt stellt der PLLA/P4HB-Stent einen vielversprechenden Ansatz zur Lösung der bestehenden Probleme beim Einsatz permanenter Stents dar.

7 LITERATURVERZEICHNIS

1. Selvin, E., Erlinger, T.P., *Prevalence of and risk factors for peripheral arterial disease in the United States: results from the National Health and Nutrition Examination Survey, 1999-2000*. Circulation, 2004. 110(6): p. 738-43.
2. Cavanagh, P.R., Lipsky, B.A., Bradbury, A.W., Botek, G., *Treatment for diabetic foot ulcers*. Lancet, 2005. 366(9498): p. 1725-35.
3. Stehouwer, C.D., Clement, D., Davidson, C., Diehm, C., Elte, J.W., Lambert, M., Sereni, D., *Peripheral arterial disease: a growing problem for the internist*. Eur J Intern Med, 2009. 20(2): p. 132-8.
4. Lawall, H., Diehm, C., *Leitlinien zur Diagnostik und Therapie der peripheren arteriellen Verschlusskrankheit (PAVK)*. 2009.
5. Diehm, C., Schuster, A., Allenberg, J.R., Darius, H., Haberl, R., Lange, S., Pittrow, D., von Stritzky, B., Tepohl, G., Trampisch, H.J., *High prevalence of peripheral arterial disease and co-morbidity in 6880 primary care patients: cross-sectional study*. Atherosclerosis, 2004. 172(1): p. 95-105.
6. Criqui, M.H., Fronek, A., Barrett-Connor, E., Klauber, M.R., Gabriel, S., Goodman, D., *The prevalence of peripheral arterial disease in a defined population*. Circulation, 1985. 71(3): p. 510-5.
7. Heikkinen, M., Salmenpera, M., Lepantalo, A., Lepantalo, M., *Diabetes care for patients with peripheral arterial disease*. Eur J Vasc Endovasc Surg, 2007. 33(5): p. 583-91.
8. Fontaine, R., Kim, M., Kieny, R., *[Surgical treatment of peripheral circulation disorders]*. Helv Chir Acta, 1954. 21(5-6): p. 499-533.
9. Norgren, L., Hiatt, W.R., Dormandy, J.A., Nehler, M.R., Harris, K.A., Fowkes, F.G., Bell, K., Caporusso, J., Durand-Zaleski, I., Komori, K., Lammer, J., Liapis, C., Novo, S., Razavi, M., Robbs, J., Schaper, N., Shigematsu, H., Sapoval, M., White, C., White, J., Clement, D., Creager, M., Jaff, M., Mohler, E., 3rd, Rutherford, R.B., Sheehan, P., Sillesen, H., Rosenfield, K., *Inter-Society Consensus for the Management of Peripheral Arterial Disease (TASC II)*. Eur J Vasc Endovasc Surg, 2007. 33 Suppl 1: p. S1-75.
10. Adam, D.J., Beard, J.D., Cleveland, T., Bell, J., Bradbury, A.W., Forbes, J.F., Fowkes, F.G., Gillepsie, I., Ruckley, C.V., Raab, G., Storkey, H., *Bypass versus angioplasty in severe ischaemia of the leg (BASIL): multicentre, randomised controlled trial*. Lancet, 2005. 366(9501): p. 1925-34.
11. Nikol, S., *Perkutane transluminale Angioplastie (PTA) der Arteria femoralis superficialis - State of the Art*. Phlebologie, 2011. 40: p. 257–266.

12. Dotter, C.T., Judkins, M.P., *Transluminal Treatment of Arteriosclerotic Obstruction. Description of a New Technic and a Preliminary Report of Its Application.* Circulation, 1964. 30: p. 654-70.
13. Gruntzig, A., Mahler, F., Kumpe, D., Brunner, U., Meier, W., *[Experiences with Dotter's percutaneous recanalization of chronic arterial occlusions].* Schweiz Med Wochenschr, 1976. 106(12): p. 422-4.
14. Gruntzig, A., Schneider, H.J., *[The percutaneous dilatation of chronic coronary stenoses--experiments and morphology].* Schweiz Med Wochenschr, 1977. 107(44): p. 1588.
15. Serruys, P.W., de Jaegere, P., Kiemeneij, F., Macaya, C., Rutsch, W., Heyndrickx, G., Emanuelsson, H., Marco, J., Legrand, V., Materne, P., *A comparison of balloon-expandable-stent implantation with balloon angioplasty in patients with coronary artery disease. Benestent Study Group.* N Engl J Med, 1994. 331(8): p. 489-95.
16. Fischman, D.L., Leon, M.B., Baim, D.S., Schatz, R.A., Savage, M.P., Penn, I., Detre, K., Veltri, L., Ricci, D., Nobuyoshi, M., *A randomized comparison of coronary-stent placement and balloon angioplasty in the treatment of coronary artery disease. Stent Restenosis Study Investigators.* N Engl J Med, 1994. 331(8): p. 496-501.
17. Holmes, D.R., Jr., Vlietstra, R.E., Smith, H.C., Vetrovec, G.W., Kent, K.M., Cowley, M.J., Faxon, D.P., Gruentzig, A.R., Kelsey, S.F., Detre, K.M., *Restenosis after percutaneous transluminal coronary angioplasty (PTCA): a report from the PTCA Registry of the National Heart, Lung, and Blood Institute.* Am J Cardiol, 1984. 53(12): p. 77C-81C.
18. Lowe, H.C., Oesterle, S.N., Khachigian, L.M., *Coronary in-stent restenosis: current status and future strategies.* J Am Coll Cardiol, 2002. 39(2): p. 183-93.
19. Mintz, G.S., Popma, J.J., Pichard, A.D., Kent, K.M., Satler, L.F., Wong, C., Hong, M.K., Kovach, J.A., Leon, M.B., *Arterial remodeling after coronary angioplasty: a serial intravascular ultrasound study.* Circulation, 1996. 94(1): p. 35-43.
20. Mintz, G.S., Kent, K.M., Pichard, A.D., Popma, J.J., Satler, L.F., Leon, M.B., *Intravascular ultrasound insights into mechanisms of stenosis formation and restenosis.* Cardiol Clin, 1997. 15(1): p. 17-29.
21. Schwartz, R.S., Topol, E.J., Serruys, P.W., Sangiorgi, G., Holmes, D.R., Jr., *Artery size, neointima, and remodeling: time for some standards.* J Am Coll Cardiol, 1998. 32(7): p. 2087-94.
22. Mach, F., *Toward new therapeutic strategies against neointimal formation in restenosis.* Arterioscler Thromb Vasc Biol, 2000. 20(7): p. 1699-700.
23. Mintz, G.S., Popma, J.J., Hong, M.K., Pichard, A.D., Kent, K.M., Satler, L.F., Leon, M.B., *Intravascular ultrasound to discern device-specific effects and mechanisms of restenosis.* Am J Cardiol, 1996. 78(3A): p. 18-22.

24. Rensing, B.J., Hermans, W.R., Beatt, K.J., Laarman, G.J., Suryapranata, H., van den Brand, M., de Feyter, P.J., Serruys, P.W., *Quantitative angiographic assessment of elastic recoil after percutaneous transluminal coronary angioplasty.* Am J Cardiol, 1990. 66(15): p. 1039-44.
25. Kornowski, R., Hong, M.K., Tio, F.O., Bramwell, O., Wu, H., Leon, M.B., *In-stent restenosis: contributions of inflammatory responses and arterial injury to neointimal hyperplasia.* J Am Coll Cardiol, 1998. 31(1): p. 224-30.
26. Farb, A., Sangiorgi, G., Carter, A.J., Walley, V.M., Edwards, W.D., Schwartz, R.S., Virmani, R., *Pathology of acute and chronic coronary stenting in humans.* Circulation, 1999. 99(1): p. 44-52.
27. Scott, N.A., Cipolla, G.D., Ross, C.E., Dunn, B., Martin, F.H., Simonet, L., Wilcox, J.N., *Identification of a potential role for the adventitia in vascular lesion formation after balloon overstretch injury of porcine coronary arteries.* Circulation, 1996. 93(12): p. 2178-87.
28. Carrel, A., *Permanent Intubation of the Thoracic Aorta.* J Exp Med, 1912. 16(1): p. 17-24.
29. Ring, M.E., *How a dentist's name became a synonym for a life-saving device: the story of Dr. Charles Stent.* J Hist Dent, 2001. 49(2): p. 77-80.
30. Dotter, C.T., *Transluminally-placed coilspring endarterial tube grafts. Long-term patency in canine popliteal artery.* Invest Radiol, 1969. 4(5): p. 329-32.
31. Dotter, C.T., Buschmann, R.W., McKinney, M.K., Rosch, J., *Transluminal expandable nitinol coil stent grafting: preliminary report.* Radiology, 1983. 147(1): p. 259-60.
32. Palmaz, J.C., Richter, G.M., Noldge, G., Kauffmann, G.W., Wenz, W., *[Intraluminal Palmaz stent implantation. The first clinical case report on a balloon-expanded vascular prosthesis].* Radiologe, 1987. 27(12): p. 560-3.
33. Erbel, R., Schatz, R., Dietz, U., Nixdorff, U., Haude, M., Aichinger, S., Pop, T., Meyer, J., *[Balloon dilatation and coronary vascular stent implantation].* Versicherungsmedizin, 1989. 41(3): p. 82-4.
34. Sigwart, U., Puel, J., Mirkovitch, V., Joffre, F., Kappenberger, L., *Intravascular stents to prevent occlusion and restenosis after transluminal angioplasty.* N Engl J Med, 1987. 316(12): p. 701-6.
35. Haude, M., Erbel, R., Issa, H., Meyer, J., *Quantitative analysis of elastic recoil after balloon angioplasty and after intracoronary implantation of balloon-expandable Palmaz-Schatz stents.* J Am Coll Cardiol, 1993. 21(1): p. 26-34.
36. Ozaki, Y., Violaris, A.G., Serruys, P.W., *New stent technologies.* Prog Cardiovasc Dis, 1996. 39(2): p. 129-40.

37. Kraitzer, A., Kloog, Y., Zilberman, M., *Approaches for prevention of restenosis.* J Biomed Mater Res B Appl Biomater, 2008. 85(2): p. 583-603.
38. Hall, P., Nakamura, S., Maiello, L., Itoh, A., Blengino, S., Martini, G., Ferraro, M., Colombo, A., *A randomized comparison of combined ticlopidine and aspirin therapy versus aspirin therapy alone after successful intravascular ultrasound-guided stent implantation.* Circulation, 1996. 93(2): p. 215-22.
39. Schomig, A., Neumann, F.J., Kastrati, A., Schuhlen, H., Blasini, R., Hadamitzky, M., Walter, H., Zitzmann-Roth, E.M., Richardt, G., Alt, E., Schmitt, C., Ulm, K., *A randomized comparison of antiplatelet and anticoagulant therapy after the placement of coronary-artery stents.* N Engl J Med, 1996. 334(17): p. 1084-9.
40. Brophy, J.M., Belisle, P., Joseph, L., *Evidence for use of coronary stents. A hierarchical bayesian meta-analysis.* Ann Intern Med, 2003. 138(10): p. 777-86.
41. Hoffmann, R., Mintz, G.S., Dussaillant, G.R., Popma, J.J., Pichard, A.D., Satler, L.F., Kent, K.M., Griffin, J., Leon, M.B., *Patterns and mechanisms of in-stent restenosis. A serial intravascular ultrasound study.* Circulation, 1996. 94(6): p. 1247-54.
42. Sousa, J.E., Serruys, P.W., Costa, M.A., *New frontiers in cardiology: drug-eluting stents: Part I.* Circulation, 2003. 107(17): p. 2274-9.
43. Babapulle, M.N., Joseph, L., Belisle, P., Brophy, J.M., Eisenberg, M.J., *A hierarchical Bayesian meta-analysis of randomised clinical trials of drug-eluting stents.* Lancet, 2004. 364(9434): p. 583-91.
44. Birkmeier, K.A., Kastrati, A., Byrne, R.A., Holle, H., Schulz, S., Tiroch, K., Kufner, S., Massberg, S., Laugwitz, K.L., Schomig, A., Mehilli, J., *Five-year clinical outcomes of sirolimus-eluting versus paclitaxel-eluting stents in high-risk patients.* Catheter Cardiovasc Interv, 2011. 77(4): p. 494-501.
45. Capodanno, D., Dipasqua, F., Tamburino, C., *Novel drug-eluting stents in the treatment of de novo coronary lesions.* Vasc Health Risk Manag, 2011. 7: p. 103-18.
46. Morice, M.C., Serruys, P.W., Sousa, J.E., Fajadet, J., Ban Hayashi, E., Perin, M., Colombo, A., Schuler, G., Barragan, P., Guagliumi, G., Molnar, F., Falotico, R., *A randomized comparison of a sirolimus-eluting stent with a standard stent for coronary revascularization.* N Engl J Med, 2002. 346(23): p. 1773-80.
47. Moses, J.W., Leon, M.B., Popma, J.J., Fitzgerald, P.J., Holmes, D.R., O'Shaughnessy, C., Caputo, R.P., Kereiakes, D.J., Williams, D.O., Teirstein, P.S., Jaeger, J.L., Kuntz, R.E., *Sirolimus-eluting stents versus standard stents in patients with stenosis in a native coronary artery.* N Engl J Med, 2003. 349(14): p. 1315-23.
48. Stone, G.W., Ellis, S.G., Cox, D.A., Hermiller, J., O'Shaughnessy, C., Mann, J.T., Turco, M., Caputo, R., Bergin, P., Greenberg, J., Popma,

J.J., Russell, M.E., *A polymer-based, paclitaxel-eluting stent in patients with coronary artery disease*. N Engl J Med, 2004. 350(3): p. 221-31.
49. Erbel, R., Bose, D., Haude, M., Kordish, I., Churzidze, S., Malyar, N., Konorza, T., Sack, S., *[Absorbable coronary stents. New promising technology]*. Herz, 2007. 32(4): p. 308-19.
50. Babapulle, M.N., Eisenberg, M.J., *Coated stents for the prevention of restenosis: Part I*. Circulation, 2002. 106(21): p. 2734-40.
51. Windecker, S., Remondino, A., Eberli, F.R., Juni, P., Raber, L., Wenaweser, P., Togni, M., Billinger, M., Tuller, D., Seiler, C., Roffi, M., Corti, R., Sutsch, G., Maier, W., Luscher, T., Hess, O.M., Egger, M., Meier, B., *Sirolimus-eluting and paclitaxel-eluting stents for coronary revascularization*. N Engl J Med, 2005. 353(7): p. 653-62.
52. Tanne, J.H., *Use of drug eluting stents increases in the US but only for some groups*. BMJ, 2004. 329(7476): p. 1205.
53. Rosamond, W., Flegal, K., Friday, G., Furie, K., Go, A., Greenlund, K., Haase, N., Ho, M., Howard, V., Kissela, B., Kittner, S., Lloyd-Jones, D., McDermott, M., Meigs, J., Moy, C., Nichol, G., O'Donnell, C.J., Roger, V., Rumsfeld, J., Sorlie, P., Steinberger, J., Thom, T., Wasserthiel-Smoller, S., Hong, Y., *Heart disease and stroke statistics--2007 update: a report from the American Heart Association Statistics Committee and Stroke Statistics Subcommittee*. Circulation, 2007. 115(5): p. e69-171.
54. Thom, T., Haase, N., Rosamond, W., Howard, V.J., Rumsfeld, J., Manolio, T., Zheng, Z.J., Flegal, K., O'Donnell, C., Kittner, S., Lloyd-Jones, D., Goff, D.C., Jr., Hong, Y., Adams, R., Friday, G., Furie, K., Gorelick, P., Kissela, B., Marler, J., Meigs, J., Roger, V., Sidney, S., Sorlie, P., Steinberger, J., Wasserthiel-Smoller, S., Wilson, M., Wolf, P., *Heart disease and stroke statistics--2006 update: a report from the American Heart Association Statistics Committee and Stroke Statistics Subcommittee*. Circulation, 2006. 113(6): p. e85-151.
55. Serruys, P.W., Kutryk, M.J., Ong, A.T., *Coronary-artery stents*. N Engl J Med, 2006. 354(5): p. 483-95.
56. Stettler, C., Wandel, S., Allemann, S., Kastrati, A., Morice, M.C., Schomig, A., Pfisterer, M.E., Stone, G.W., Leon, M.B., de Lezo, J.S., Goy, J.J., Park, S.J., Sabate, M., Suttorp, M.J., Kelbaek, H., Spaulding, C., Menichelli, M., Vermeersch, P., Dirksen, M.T., Cervinka, P., Petronio, A.S., Nordmann, A.J., Diem, P., Meier, B., Zwahlen, M., Reichenbach, S., Trelle, S., Windecker, S., Juni, P., *Outcomes associated with drug-eluting and bare-metal stents: a collaborative network meta-analysis*. Lancet, 2007. 370(9591): p. 937-48.
57. Joner, M., Finn, A.V., Farb, A., Mont, E.K., Kolodgie, F.D., Ladich, E., Kutys, R., Skorija, K., Gold, H.K., Virmani, R., *Pathology of drug-eluting stents in humans: delayed healing and late thrombotic risk*. J Am Coll Cardiol, 2006. 48(1): p. 193-202.
58. Finn, A.V., Joner, M., Nakazawa, G., Kolodgie, F., Newell, J., John, M.C., Gold, H.K., Virmani, R., *Pathological correlates of late drug-*

eluting stent thrombosis: strut coverage as a marker of endothelialization. Circulation, 2007. 115(18): p. 2435-41.
59. Virmani, R., Guagliumi, G., Farb, A., Musumeci, G., Grieco, N., Motta, T., Mihalcsik, L., Tespili, M., Valsecchi, O., Kolodgie, F.D., *Localized hypersensitivity and late coronary thrombosis secondary to a sirolimus-eluting stent: should we be cautious?* Circulation, 2004. 109(6): p. 701-5.
60. Stahli, B.E., Camici, G.G., Steffel, J., Akhmedov, A., Shojaati, K., Graber, M., Luscher, T.F., Tanner, F.C., *Paclitaxel enhances thrombin-induced endothelial tissue factor expression via c-Jun terminal NH2 kinase activation.* Circ Res, 2006. 99(2): p. 149-55.
61. Steffel, J., Latini, R.A., Akhmedov, A., Zimmermann, D., Zimmerling, P., Luscher, T.F., Tanner, F.C., *Rapamycin, but not FK-506, increases endothelial tissue factor expression: implications for drug-eluting stent design.* Circulation, 2005. 112(13): p. 2002-11.
62. Pendyala, L.K., Yin, X., Li, J., Chen, J.P., Chronos, N., Hou, D., *The first-generation drug-eluting stents and coronary endothelial dysfunction.* JACC Cardiovasc Interv, 2009. 2(12): p. 1169-77.
63. Hofma, S.H., van der Giessen, W.J., van Dalen, B.M., Lemos, P.A., McFadden, E.P., Sianos, G., Ligthart, J.M., van Essen, D., de Feyter, P.J., Serruys, P.W., *Indication of long-term endothelial dysfunction after sirolimus-eluting stent implantation.* Eur Heart J, 2006. 27(2): p. 166-70.
64. van Beusekom, H.M., Sorop, O., van den Heuvel, M., Onuma, Y., Duncker, D.J., Danser, A.H., van der Giessen, W.J., *Endothelial function rather than endothelial restoration is altered in paclitaxel- as compared to bare metal-, sirolimus and tacrolimus-eluting stents.* EuroIntervention, 2010. 6(1): p. 117-25.
65. Lanzer, P., Sternberg, K., Schmitz, K.P., Kolodgie, F., Nakazawa, G., Virmani, R., *Drug-eluting coronary stent very late thrombosis revisited.* Herz, 2008. 33(5): p. 334-42.
66. Nebeker, J.R., Virmani, R., Bennett, C.L., Hoffman, J.M., Samore, M.H., Alvarez, J., Davidson, C.J., McKoy, J.M., Raisch, D.W., Whisenant, B.K., Yarnold, P.R., Belknap, S.M., West, D.P., Gage, J.E., Morse, R.E., Gligoric, G., Davidson, L., Feldman, M.D., *Hypersensitivity cases associated with drug-eluting coronary stents: a review of available cases from the Research on Adverse Drug Events and Reports (RADAR) project.* J Am Coll Cardiol, 2006. 47(1): p. 175-81.
67. Jeremias, A., Sylvia, B., Bridges, J., Kirtane, A.J., Bigelow, B., Pinto, D.S., Ho, K.K., Cohen, D.J., Garcia, L.A., Cutlip, D.E., Carrozza, J.P., Jr., *Stent thrombosis after successful sirolimus-eluting stent implantation.* Circulation, 2004. 109(16): p. 1930-2.
68. Degertekin, M., Serruys, P.W., Tanabe, K., Lee, C.H., Sousa, J.E., Colombo, A., Morice, M.C., Ligthart, J.M., de Feyter, P.J., *Long-term follow-up of incomplete stent apposition in patients who received*

sirolimus-eluting stent for de novo coronary lesions: an intravascular ultrasound analysis. Circulation, 2003. 108(22): p. 2747-50.
69. van der Giessen, W.J., Lincoff, A.M., Schwartz, R.S., van Beusekom, H.M., Serruys, P.W., Holmes, D.R., Jr., Ellis, S.G., Topol, E.J., *Marked inflammatory sequelae to implantation of biodegradable and nonbiodegradable polymers in porcine coronary arteries.* Circulation, 1996. 94(7): p. 1690-7.
70. Regar, E., Sianos, G., Serruys, P.W., *Stent development and local drug delivery.* British Medical Bulletin, 2001. 59(1): p. 227-248.
71. Byrne, R.A., Iijima, R., Mehilli, J., Pinieck, S., Bruskina, O., Schomig, A., Kastrati, A., *Durability of antirestenotic efficacy in drug-eluting stents with and without permanent polymer.* JACC Cardiovasc Interv, 2009. 2(4): p. 291-9.
72. De Labriolle, A., Bonello, L., Lemesle, G., Steinberg, D.H., Roy, P., Xue, Z., Kaneshige, K., Suddath, W.O., Satler, L.F., Kent, K.M., Pichard, A.D., Lindsay, J., Waksman, R., *Clinical presentation and outcome of patients hospitalized for symptomatic in-stent restenosis treated by percutaneous coronary intervention: comparison between drug-eluting stents and bare-metal stents.* Arch Cardiovasc Dis, 2009. 102(3): p. 209-17.
73. Leon, M.B., Mauri, L., Popma, J.J., Cutlip, D.E., Nikolsky, E., O'Shaughnessy, C., Overlie, P.A., McLaurin, B.T., Solomon, S.L., Douglas, J.S., Jr., Ball, M.W., Caputo, R.P., Jain, A., Tolleson, T.R., Reen, B.M., 3rd, Kirtane, A.J., Fitzgerald, P.J., Thompson, K., Kandzari, D.E., *A randomized comparison of the ENDEAVOR zotarolimus-eluting stent versus the TAXUS paclitaxel-eluting stent in de novo native coronary lesions 12-month outcomes from the ENDEAVOR IV trial.* J Am Coll Cardiol, 2010. 55(6): p. 543-54.
74. Stone, G.W., Midei, M., Newman, W., Sanz, M., Hermiller, J.B., Williams, J., Farhat, N., Mahaffey, K.W., Cutlip, D.E., Fitzgerald, P.J., Sood, P., Su, X., Lansky, A.J., *Comparison of an everolimus-eluting stent and a paclitaxel-eluting stent in patients with coronary artery disease: a randomized trial.* JAMA, 2008. 299(16): p. 1903-13.
75. Windecker, S., Serruys, P.W., Wandel, S., Buszman, P., Trznadel, S., Linke, A., Lenk, K., Ischinger, T., Klauss, V., Eberli, F., Corti, R., Wijns, W., Morice, M.C., di Mario, C., Davies, S., van Geuns, R.J., Eerdmans, P., van Es, G.A., Meier, B., Juni, P., *Biolimus-eluting stent with biodegradable polymer versus sirolimus-eluting stent with durable polymer for coronary revascularisation (LEADERS): a randomised non-inferiority trial.* Lancet, 2008. 372(9644): p. 1163-73.
76. Blindt, R., Vogt, F., Astafieva, I., Fach, C., Hristov, M., Krott, N., Seitz, B., Kapurniotu, A., Kwok, C., Dewor, M., Bosserhoff, A.K., Bernhagen, J., Hanrath, P., Hoffmann, R., Weber, C., *A novel drug-eluting stent coated with an integrin-binding cyclic Arg-Gly-Asp peptide inhibits*

neointimal hyperplasia by recruiting endothelial progenitor cells. J Am Coll Cardiol, 2006. 47(9): p. 1786-95.
77. Steffel, J., Eberli, F.R., Luscher, T.F., Tanner, F.C., *Drug-eluting stents - what should be improved?* Ann Med, 2008. 40(4): p. 242-52.
78. Mani, G., Feldman, M.D., Patel, D., Agrawal, C.M., *Coronary stents: a materials perspective.* Biomaterials, 2007. 28(9): p. 1689-710.
79. Erbel, R., Di Mario, C., Bartunek, J., Bonnier, J., de Bruyne, B., Eberli, F.R., Erne, P., Haude, M., Heublein, B., Horrigan, M., Ilsley, C., Bose, D., Koolen, J., Luscher, T.F., Weissman, N., Waksman, R., *Temporary scaffolding of coronary arteries with bioabsorbable magnesium stents: a prospective, non-randomised multicentre trial.* Lancet, 2007. 369(9576): p. 1869-75.
80. Waksman, R., *Promise and challenges of bioabsorbable stents.* Catheter Cardiovasc Interv, 2007. 70(3): p. 407-14.
81. Erne, P., Schier, M., Resink, T.J., *The road to bioabsorbable stents: reaching clinical reality?* Cardiovasc Intervent Radiol, 2006. 29(1): p. 11-6.
82. Berglund, J., Guo, Y., Wilcox, J.N., *Challenges related to development of bioabsorbable vascular stents.* EuroIntervention, 2009. 5 Suppl F: p. F72-9.
83. Peuster, M., Wohlsein, P., Brugmann, M., Ehlerding, M., Seidler, K., Fink, C., Brauer, H., Fischer, A., Hausdorf, G., *A novel approach to temporary stenting: degradable cardiovascular stents produced from corrodible metal-results 6-18 months after implantation into New Zealand white rabbits.* Heart, 2001. 86(5): p. 563-9.
84. Peuster, M., Hesse, C., Schloo, T., Fink, C., Beerbaum, P., von Schnakenburg, C., *Long-term biocompatibility of a corrodible peripheral iron stent in the porcine descending aorta.* Biomaterials, 2006. 27(28): p. 4955-62.
85. Peeters, P., Bosiers, M., Verbist, J., Deloose, K., Heublein, B., *Preliminary results after application of absorbable metal stents in patients with critical limb ischemia.* J Endovasc Ther, 2005. 12(1): p. 1-5.
86. Ghimire, G., Spiro, J., Kharbanda, R., Roughton, M., Barlis, P., Mason, M., Ilsley, C., Di Mario, C., Erbel, R., Waksman, R., Dalby, M., *Initial evidence for the return of coronary vasoreactivity following the absorption of bioabsorbable magnesium alloy coronary stents.* EuroIntervention, 2009. 4(4): p. 481-4.
87. Waksman, R., Erbel, R., Di Mario, C., Bartunek, J., de Bruyne, B., Eberli, F.R., Erne, P., Haude, M., Horrigan, M., Ilsley, C., Bose, D., Bonnier, H., Koolen, J., Luscher, T.F., Weissman, N.J., *Early- and long-term intravascular ultrasound and angiographic findings after bioabsorbable magnesium stent implantation in human coronary arteries.* JACC Cardiovasc Interv, 2009. 2(4): p. 312-20.

88. Brown, D.A., Lee, E.W., Loh, C.T., Kee, S.T., *A new wave in treatment of vascular occlusive disease: biodegradable stents--clinical experience and scientific principles.* J Vasc Interv Radiol, 2009. 20(3): p. 315-24.
89. Eberhart, R.C., Su, S.H., Nguyen, K.T., Zilberman, M., Tang, L., Nelson, K.D., Frenkel, P., *Bioresorbable polymeric stents: current status and future promise.* J Biomater Sci Polym Ed, 2003. 14(4): p. 299-312.
90. Tamai, H., Igaki, K., Kyo, E., Kosuga, K., Kawashima, A., Matsui, S., Komori, H., Tsuji, T., Motohara, S., Uehata, H., *Initial and 6-month results of biodegradable poly-l-lactic acid coronary stents in humans.* Circulation, 2000. 102(4): p. 399-404.
91. Biamino, G., Schmidt, A., Scheinert, D., *Treatment of SFA Lesions With PLLA Biodegradable Stents: Results of the PERSEUS Study*, in International Congress XVIII on Endovascular Interventions2005, J Endovasc Ther. p. 5.
92. Vogt, F., Stein, A., Rettemeier, G., Krott, N., Hoffmann, R., vom Dahl, J., Bosserhoff, A.K., Michaeli, W., Hanrath, P., Weber, C., Blindt, R., *Long-term assessment of a novel biodegradable paclitaxel-eluting coronary polylactide stent.* Eur Heart J, 2004. 25(15): p. 1330-40.
93. Ormiston, J.A., Serruys, P.W., Regar, E., Dudek, D., Thuesen, L., Webster, M.W., Onuma, Y., Garcia-Garcia, H.M., McGreevy, R., Veldhof, S., *A bioabsorbable everolimus-eluting coronary stent system for patients with single de-novo coronary artery lesions (ABSORB): a prospective open-label trial.* Lancet, 2008. 371(9616): p. 899-907.
94. Ormiston, J.A., Webster, M.W., Armstrong, G., *First-in-human implantation of a fully bioabsorbable drug-eluting stent: the BVS poly-L-lactic acid everolimus-eluting coronary stent.* Catheter Cardiovasc Interv, 2007. 69(1): p. 128-31.
95. Serruys, P.W., Ormiston, J.A., Onuma, Y., Regar, E., Gonzalo, N., Garcia-Garcia, H.M., Nieman, K., Bruining, N., Dorange, C., Miquel-Hebert, K., Veldhof, S., Webster, M., Thuesen, L., Dudek, D., *A bioabsorbable everolimus-eluting coronary stent system (ABSORB): 2-year outcomes and results from multiple imaging methods.* Lancet, 2009. 373(9667): p. 897-910.
96. Tanimoto, S., Serruys, P.W., Thuesen, L., Dudek, D., de Bruyne, B., Chevalier, B., Ormiston, J.A., *Comparison of in vivo acute stent recoil between the bioabsorbable everolimus-eluting coronary stent and the everolimus-eluting cobalt chromium coronary stent: insights from the ABSORB and SPIRIT trials.* Catheter Cardiovasc Interv, 2007. 70(4): p. 515-23.
97. Serruys, P.W., Onuma, Y., Dudek, D., Smits, P.C., Koolen, J., Chevalier, B., de Bruyne, B., Thuesen, L., McClean, D., van Geuns, R.J., Windecker, S., Whitbourn, R., Meredith, I., Dorange, C., Veldhof, S., Hebert, K.M., Sudhir, K., Garcia-Garcia, H.M., Ormiston, J.A., *Evaluation of the second generation of a bioresorbable everolimus-eluting vascular scaffold for the treatment of de novo coronary artery*

stenosis: 12-month clinical and imaging outcomes. J Am Coll Cardiol, 2011. 58(15): p. 1578-88.
98. Grabow, N., Martin, H., Schmitz, K.P., *The impact of material characteristics on the mechanical properties of a poly(L-lactide) coronary stent.* Biomed Tech (Berl), 2002. 47 Suppl 1 Pt 1: p. 503-5.
99. Grabow, N., Schlun, M., Sternberg, K., Hakansson, N., Kramer, S., Schmitz, K.-P., *Mechanical Properties of Laser Cut Poly(L-Lactide) Micro-Specimens: Implications for Stent Design, Manufacture, and Sterilization.* Journal of Biomechanical Engineering, 2005. 127(1): p. 25.
100. Grabow, N., Bunger, C.M., Sternberg, K., Mews, S., Schmohl, K., Schmitz, K.P., *Mechanical Properties of a Biodegradable Balloon-expandable Stent from Poly(L-lactide) for Peripheral Vascular Applications.* J Med Devices, 2007. 1(1): p. 84-89.
101. Bunger, C.M., *Anastomotic stenting in a porcine aortoiliac graft model.* Laboratory Animals, 2007.
102. Grabow, N., Bunger, C.M., Schultze, C., Schmohl, K., Martin, D.P., Williams, S.F., Sternberg, K., Schmitz, K.P., *A biodegradable slotted tube stent based on poly(L-lactide) and poly(4-hydroxybutyrate) for rapid balloon-expansion.* Ann Biomed Eng, 2007. 35(12): p. 2031-8.
103. Bunger, C.M., Grabow, N., Sternberg, K., Ketner, L., Kroger, C., Lorenzen, B., Hauenstein, K., Schmitz, K.P., Nienaber, C.A., Klar, E., Schareck, W., *Iliac Anastomotic Stenting With a Biodegradable Poly-L-Lactide Stent: A Preliminary Study After 1 and 6 Weeks.* J Endovasc Surg, 2006. 13: p. 539-548.
104. Bunger, C.M., Grabow, N., Kroger, C., Lorenzen, B., Hauenstein, K., Goosmann, M., Schmitz, K.P., Kreutzer, H.J., Lootz, D., Ince, H., Nienaber, C.A., Klar, E., Schareck, W., Sternberg, K., *Iliac anastomotic stenting with a sirolimus-eluting biodegradable poly-L-lactide stent: a preliminary study after 6 weeks.* J Endovasc Ther, 2006. 13(5): p. 630-9.
105. Bunger, C.M., Grabow, N., Sternberg, K., Kroger, C., Ketner, L., Schmitz, K.P., Kreutzer, H.J., Ince, H., Nienaber, C.A., Klar, E., Schareck, W., *Sirolimus-eluting biodegradable poly-L-lactide stent for peripheral vascular application: a preliminary study in porcine carotid arteries.* J Surg Res, 2007. 139(1): p. 77-82.
106. Bunger, C.M., Grabow, N., Sternberg, K., Goosmann, M., Schmitz, K.P., Kreutzer, H.J., Ince, H., Kische, S., Nienaber, C.A., Martin, D.P., Williams, S.F., Klar, E., Schareck, W., *A biodegradable stent based on poly(L-lactide) and poly(4-hydroxybutyrate) for peripheral vascular application: preliminary experience in the pig.* J Endovasc Ther, 2007. 14(5): p. 725-33.
107. Grabow, N., Bunger, C.M., Paulisch, M., Timmermann, J.H., Schultze, C., Erdle, B., Martin, D.P., Williams, S.F., Sternberg, K., Schareck, W., Schmitz, K.P., *Akutes mechanisches Verhalten eines polymeren*

Gefäßstents in vivo – Acute mechanical behavior of a polymeric vascular stent in vivo. Biomed Tech (Berl), 2010. 55(Suppl. 1): p. 47-49.
108. Schwartz, R.S., Huber, K.C., Murphy, J.G., Edwards, W.D., Camrud, A.R., Vlietstra, R.E., Holmes, D.R., *Restenosis and the proportional neointimal response to coronary artery injury: results in a porcine model.* J Am Coll Cardiol, 1992. 19(2): p. 267-74.
109. Nowygrod, R., Egorova, N., Greco, G., Anderson, P., Gelijns, A., Moskowitz, A., McKinsey, J., Morrissey, N., Kent, K.C., *Trends, complications, and mortality in peripheral vascular surgery.* J Vasc Surg, 2006. 43(2): p. 205-16.
110. Hirsch, A.T., Haskal, Z.J., Hertzer, N.R., Bakal, C.W., Creager, M.A., Halperin, J.L., Hiratzka, L.F., Murphy, W.R., Olin, J.W., Puschett, J.B., Rosenfield, K.A., Sacks, D., Stanley, J.C., Taylor, L.M., Jr., White, C.J., White, J., White, R.A., Antman, E.M., Smith, S.C., Jr., Adams, C.D., Anderson, J.L., Faxon, D.P., Fuster, V., Gibbons, R.J., Hunt, S.A., Jacobs, A.K., Nishimura, R., Ornato, J.P., Page, R.L., Riegel, B., *ACC/AHA Guidelines for the Management of Patients with Peripheral Arterial Disease (lower extremity, renal, mesenteric, and abdominal aortic): a collaborative report from the American Associations for Vascular Surgery/Society for Vascular Surgery, Society for Cardiovascular Angiography and Interventions, Society for Vascular Medicine and Biology, Society of Interventional Radiology, and the ACC/AHA Task Force on Practice Guidelines (writing committee to develop guidelines for the management of patients with peripheral arterial disease)--summary of recommendations.* J Vasc Interv Radiol, 2006. 17(9): p. 1383-97.
111. White, C.J., Gray, W.A., *Endovascular therapies for peripheral arterial disease: an evidence-based review.* Circulation, 2007. 116(19): p. 2203-15.
112. Moriarty, J.P., Murad, M.H., Shah, N.D., Prasad, C., Montori, V.M., Erwin, P.J., Forbes, T.L., Meissner, M.H., Stoner, M.C., *A systematic review of lower extremity arterial revascularization economic analyses.* J Vasc Surg, 2011. 54(4): p. 1131-1144 e1.
113. Hoffmann, R., Mintz, G.S., Haager, P.K., Bozoglu, T., Grube, E., Gross, M., Beythien, C., Mudra, H., vom Dahl, J., Hanrath, P., *Relation of stent design and stent surface material to subsequent in-stent intimal hyperplasia in coronary arteries determined by intravascular ultrasound.* Am J Cardiol, 2002. 89(12): p. 1360-4.
114. Eigler, N.L., Khorsandi, M.J., Forrester, J.S., Fishbein, M.C., Litvack, F., *Implantation and recovery of temporary metallic stents in canine coronary arteries.* J Am Coll Cardiol, 1993. 22(4): p. 1207-13.
115. Rechavia, E., Fishbien, M.C., DeFrance, T., Nakamura, M., Parikh, A., Litvack, F., Eigler, N., *Temporary arterial stenting: comparison to permanent stenting and conventional balloon injury in a rabbit carotid artery model.* Cathet Cardiovasc Diagn, 1997. 41(1): p. 85-92.

116. Hoffmann, R., Mintz, G.S., Popma, J.J., Satler, L.F., Pichard, A.D., Kent, K.M., Walsh, C., Mackell, P., Leon, M.B., *Chronic arterial responses to stent implantation: a serial intravascular ultrasound analysis of Palmaz-Schatz stents in native coronary arteries.* J Am Coll Cardiol, 1996. 28(5): p. 1134-9.
117. Grabow, N., Martin, D.P., Schmitz, K.P., Sternberg, K., *Absorbable polymer stent technologies for vascular regeneration.* Journal of Chemical Technology and Biotechnology, 2010. 85(6): p. 744-751.
118. Strandberg, E., Zeltinger, J., Schulz, D.G., Kaluza, G.L., *Late Positive Remodeling and Late Lumen Gain Contribute to Vascular Restoration by a Non-Drug Eluting Bioresorbable Scaffold: A Four-Year Intravascular Ultrasound Study in Normal Porcine Coronary Arteries.* Circ Cardiovasc Interv, 2012.
119. Qureshi, S.A., Sivasankaran, S., *Role of stents in congenital heart disease.* Expert Rev Cardiovasc Ther, 2005. 3(2): p. 261-9.
120. Zartner, P., Cesnjevar, R., Singer, H., Weyand, M., *First successful implantation of a biodegradable metal stent into the left pulmonary artery of a preterm baby.* Catheter Cardiovasc Interv, 2005. 66(4): p. 590-4.
121. Peters, B., Ewert, P., Berger, F., *The role of stents in the treatment of congenital heart disease: Current status and future perspectives.* Ann Pediatr Cardiol, 2009. 2(1): p. 3-23.
122. Ederle, J., Featherstone, R.L., Brown, M.M., *Percutaneous transluminal angioplasty and stenting for carotid artery stenosis.* Cochrane Database Syst Rev, 2007. 4(CD000515).
123. Hart, R.G., Oczkowski, W.J., *What's new in stroke? The top 10 studies of 2009-2011: part II.* Pol Arch Med Wewn, 2011. 121(6): p. 200-7.
124. Ederle, J., Dobson, J., Featherstone, R.L., Bonati, L.H., van der Worp, H.B., de Borst, G.J., Lo, T.H., Gaines, P., Dorman, P.J., Macdonald, S., Lyrer, P.A., Hendriks, J.M., McCollum, C., Nederkoorn, P.J., Brown, M.M., *Carotid artery stenting compared with endarterectomy in patients with symptomatic carotid stenosis (International Carotid Stenting Study): an interim analysis of a randomised controlled trial.* Lancet, 2010. 375(9719): p. 985-97.
125. Mantese, V.A., Timaran, C.H., Chiu, D., Begg, R.J., Brott, T.G., *The Carotid Revascularization Endarterectomy versus Stenting Trial (CREST): stenting versus carotid endarterectomy for carotid disease.* Stroke, 2010. 41(10 Suppl): p. S31-4.
126. Pandian, J.D., *Recent concepts in the management of extracranial carotid stenosis: carotid endarterectomy versus carotid artery stenting.* Neurol India, 2011. 59(3): p. 376-82.
127. Alback, A., Biancari, F., Schmidt, S., Mikkola, P., Kantonen, I., Matzke, S., Peltonen, S., Saarinen, O., Tierala, E., Edgren, J., Lepantalo, M., *Haemodynamic results of femoropopliteal percutaneous transluminal angioplasty.* Eur J Vasc Endovasc Surg, 1998. 16(1): p. 7-12.

128. Krankenberg, H., Schluter, M., Steinkamp, H.J., Burgelin, K., Scheinert, D., Schulte, K.L., Minar, E., Peeters, P., Bosiers, M., Tepe, G., Reimers, B., Mahler, F., Tubler, T., Zeller, T., *Nitinol stent implantation versus percutaneous transluminal angioplasty in superficial femoral artery lesions up to 10 cm in length: the femoral artery stenting trial (FAST).* Circulation, 2007. 116(3): p. 285-92.
129. Dick, P., Wallner, H., Sabeti, S., Loewe, C., Mlekusch, W., Lammer, J., Koppensteiner, R., Minar, E., Schillinger, M., *Balloon angioplasty versus stenting with nitinol stents in intermediate length superficial femoral artery lesions.* Catheter Cardiovasc Interv, 2009. 74(7): p. 1090-5.
130. Schillinger, M., Minar, E., *Past, present and future of femoropopliteal stenting.* J Endovasc Ther, 2009. 16 Suppl 1: p. I147-52.
131. Scheinert, D., Scheinert, S., Sax, J., Piorkowski, C., Braunlich, S., Ulrich, M., Biamino, G., Schmidt, A., *Prevalence and clinical impact of stent fractures after femoropopliteal stenting.* J Am Coll Cardiol, 2005. 45(2): p. 312-5.
132. Schillinger, M., Sabeti, S., Loewe, C., Dick, P., Amighi, J., Mlekusch, W., Schlager, O., Cejna, M., Lammer, J., Minar, E., *Balloon angioplasty versus implantation of nitinol stents in the superficial femoral artery.* N Engl J Med, 2006. 354(18): p. 1879-88.
133. Barras, C.D., Myers, K.A., *Nitinol - its use in vascular surgery and other applications.* Eur J Vasc Endovasc Surg, 2000. 19(6): p. 564-9.
134. Duda, S.H., Bosiers, M., Lammer, J., Scheinert, D., Zeller, T., Oliva, V., Tielbeek, A., Anderson, J., Wiesinger, B., Tepe, G., Lansky, A., Jaff, M.R., Mudde, C., Tielemans, H., Beregi, J.P., *Drug-eluting and bare nitinol stents for the treatment of atherosclerotic lesions in the superficial femoral artery: long-term results from the SIROCCO trial.* J Endovasc Ther, 2006. 13(6): p. 701-10.
135. Duda, S.H., Bosiers, M., Lammer, J., Scheinert, D., Zeller, T., Tielbeek, A., Anderson, J., Wiesinger, B., Tepe, G., Lansky, A., Mudde, C., Tielemans, H., Beregi, J.P., *Sirolimus-eluting versus bare nitinol stent for obstructive superficial femoral artery disease: the SIROCCO II trial.* J Vasc Interv Radiol, 2005. 16(3): p. 331-8.
136. Duda, S.H., Poerner, T.C., Wiesinger, B., Rundback, J.H., Tepe, G., Wiskirchen, J., Haase, K.K., *Drug-eluting stents: potential applications for peripheral arterial occlusive disease.* J Vasc Interv Radiol, 2003. 14(3): p. 291-301.
137. Dake, M.D., Ansel, G.M., Jaff, M.R., Ohki, T., Saxon, R.R., Smouse, H.B., Zeller, T., Roubin, G.S., Burket, M.W., Khatib, Y., Snyder, S.A., Ragheb, A.O., White, J.K., Machan, L.S., *Paclitaxel-eluting stents show superiority to balloon angioplasty and bare metal stents in femoropopliteal disease: twelve-month Zilver PTX randomized study results.* Circ Cardiovasc Interv, 2011. 4(5): p. 495-504.
138. Dake, M.D., Scheinert, D., Tepe, G., Tessarek, J., Fanelli, F., Bosiers, M., Ruhlmann, C., Kavteladze, Z., Lottes, A.E., Ragheb, A.O., Zeller, T.,

Nitinol stents with polymer-free paclitaxel coating for lesions in the superficial femoral and popliteal arteries above the knee: twelve-month safety and effectiveness results from the Zilver PTX single-arm clinical study. J Endovasc Ther, 2011. 18(5): p. 613-23.
139. Bosiers, M., Deloose, K., Verbist, J., Peeters, P., *Percutaneous transluminal angioplasty for treatment of "below-the-knee" critical limb ischemia: early outcomes following the use of sirolimus-eluting stents.* J Cardiovasc Surg (Torino), 2006. 47(2): p. 171-6.
140. Scheinert, D., Ulrich, M., Scheinert, S., Sax, J., Braunlich, S., Biamino, G., *Comparison of sirolimus-eluting vs. bare-metal stents for the treatment of infrapopliteal obstructions.* EuroIntervention, 2006. 2(2): p. 169-74.
141. Commeau, P., Barragan, P., Roquebert, P.O., *Sirolimus for below the knee lesions: mid-term results of SiroBTK study.* Catheter Cardiovasc Interv, 2006. 68(5): p. 793-8.
142. Siablis, D., Karnabatidis, D., Katsanos, K., Diamantopoulos, A., Spiliopoulos, S., Kagadis, G.C., Tsolakis, J., *Infrapopliteal application of sirolimus-eluting versus bare metal stents for critical limb ischemia: analysis of long-term angiographic and clinical outcome.* J Vasc Interv Radiol, 2009. 20(9): p. 1141-50.
143. Lammer, J., Bosiers, M., Zeller, T., Schillinger, M., Boone, E., Zaugg, M.J., Verta, P., Peng, L., Gao, X., Schwartz, L.B., *First clinical trial of nitinol self-expanding everolimus-eluting stent implantation for peripheral arterial occlusive disease.* J Vasc Surg, 2011. 54(2): p. 394-401.
144. Martens, J.M., Knippenberg, B., Vos, J.A., de Vries, J.P., Hansen, B.E., van Overhagen, H., *Update on PADI trial: percutaneous transluminal angioplasty and drug-eluting stents for infrapopliteal lesions in critical limb ischemia.* J Vasc Surg, 2009. 50(3): p. 687-9.
145. Bosiers, M., Peeters, P., D'Archambeau, O., Hendriks, J., Pilger, E., Duber, C., Zeller, T., Gussmann, A., Lohle, P.N., Minar, E., Scheinert, D., Hausegger, K., Schulte, K.L., Verbist, J., Deloose, K., Lammer, J., *AMS INSIGHT--absorbable metal stent implantation for treatment of below-the-knee critical limb ischemia: 6-month analysis.* Cardiovasc Intervent Radiol, 2009. 32(3): p. 424-35.
146. Heublein, B., Ozbek, C., Pethig, K., *Silicon carbide-coated stents: clinical experience in coronary lesions with increased thrombotic risk.* J Endovasc Surg, 1998. 5(1): p. 32-6.
147. Dahm, J.B., Willems, T., Wolpers, H.G., Nordbeck, H., Becker, J., Ruppert, J., *Clinical investigation into the observation that silicon carbide coating on cobalt chromium stents leads to early differentiating functional endothelial layer, increased safety and DES-like recurrent stenosis rates: results of the PRO-Heal Registry (PRO-Kinetic enhancing rapid in-stent endothelialisation).* EuroIntervention, 2009. 4(4): p. 502-8.

148. Aspenberg, P., Anttila, A., Konttinen, Y.T., Lappalainen, R., Goodman, S.B., Nordsletten, L., Santavirta, S., *Benign response to particles of diamond and SiC: bone chamber studies of new joint replacement coating materials in rabbits.* Biomaterials, 1996. 17(8): p. 807-12.
149. Scheller, B., Hennen, B., Severin-Kneib, S., Ozbek, C., Schieffer, H., Markwirth, T., *Long-term follow-up of a randomized study of primary stenting versus angioplasty in acute myocardial infarction.* Am J Med, 2001. 110(1): p. 1-6.
150. Agrawal, C.M., Haas, K.F., Leopold, D.A., Clark, H.G., *Evaluation of poly(L-lactic acid) as a material for intravascular polymeric stents.* Biomaterials, 1992. 13(3): p. 176-82.
151. Stack, R.S., Califf, R.M., Phillips, H.R., Pryor, D.B., Quigley, P.J., Bauman, R.P., Tcheng, J.E., Greenfield, J.C., Jr., *Interventional cardiac catheterization at Duke Medical Center.* Am J Cardiol, 1988. 62(10 Pt 2): p. 3F-24F.
152. Onuma, Y., Garg, S., Okamura, T., Ligthart, J., van Geuns, R.J., de Feyter, P.J., Serruys, P.W., Tamai, H., *Ten-year follow-up of the IGAKI-TAMAI stent. A posthumous tribute to the scientific work of Dr. Hideo Tamai.* EuroIntervention, 2009. 5 Suppl F: p. F109-11.
153. Post, M.J., de Graaf-Bos, A.N., van Zanten, H.G., de Groot, P.G., Sixma, J.J., Borst, C., *Thrombogenicity of the human arterial wall after interventional thermal injury.* J Vasc Res, 1996. 33(2): p. 156-63.
154. Hasirci, V.N., Keskin, D.S., *Poly-4-hydroxybutyrate matrices for sustained drug delivery.*, U. TEPHA INC, Editor 2005.
155. Unverdorben, M., Spielberger, A., Schywalsky, M., Labahn, D., Hartwig, S., Schneider, M., Lootz, D., Behrend, D., Schmitz, K., Degenhardt, R., Schaldach, M., Vallbracht, C., *A polyhydroxybutyrate biodegradable stent: preliminary experience in the rabbit.* Cardiovasc Intervent Radiol, 2002. 25(2): p. 127-32.
156. Luderer, F., Begerow, I., Schmidt, W., Martin, H., Grabow, N., Bunger, C.M., Schareck, W., Schmitz, K.P., Sternberg, K., *Enhanced visualization of biodegradable polymeric vascular scaffolds by incorporation of gold, silver and magnetite nanoparticles.* J Biomater Appl, 2012.
157. Virmani, R., Kolodgie, F.D., Farb, A., Lafont, A., *Drug eluting stents: are human and animal studies comparable?* Heart, 2003. 89(2): p. 133-8.
158. Kantor, B., Ashai, K., Holmes, D.R., Jr., Schwartz, R.S., *The experimental animal models for assessing treatment of restenosis.* Cardiovasc Radiat Med, 1999. 1(1): p. 48-54.
159. Bonan, R., Paiement, P., Scortichini, D., Cloutier, M.J., Leung, T.K., *Coronary restenosis: evaluation of a restenosis injury index in a swine model.* Am Heart J, 1993. 126(6): p. 1334-40.
160. Dondelinger, R.F., Ghysels, M.P., Brisbois, D., Donkers, E., Snaps, F.R., Saunders, J., Deviere, J., *Relevant radiological anatomy of the pig*

as a training model in interventional radiology. Eur Radiol, 1998. 8(7): p. 1254-73.
161. Bunger, C.M., Habilitationsschrift zum Thema "Temporäre Implantate für die endovaskuläre Applikation: Eine tierexperimentelle Studie zur in-vivo Testung pharmakabeladener biodegradierbarer Polylactid-Stents", 2007, Universität Rostock: Rostock. p. 121.
162. Bünger, C.M., Grabow, N., Sternberg, K., Ketner, L., Kröger, C., Goosmann, M., Kreutzer, H.J., Lorenzen, B., Hauenstein, K.H., Schmitz, K.P., Ince, H., Lootz, D., Klar, E., Schareck, W., Temporäre Implantate für die endovaskuläre Applikation. Gefässchirurgie, 2008. 13(2): p. 99-106.
163. Furman, M.I., Frelinger, I.A., Michelson, A.D., Antithrombotic therapy in the cardiac catheterization laboratory: focus on antiplatelet agents. Curr Cardiol Rep, 2000. 2(5): p. 386-94.
164. Tan, J.Y., Shi, W.H., He, J., Zhu, L., Wang, T.P., Yu, B., [A clinical trial of using antiplatelet therapy to prevent restenosis following peripheral artery angioplasty and stenting]. Zhonghua Yi Xue Za Zhi, 2008. 88(12): p. 812-5.
165. Swindle, M.M., Smith, A.C., Comparative anatomy and physiology of the pig. Scand. J. Lab. Anim. Sci., 1998. 25: p. 11-21.
166. Buffon, A., Liuzzo, G., Biasucci, L.M., Pasqualetti, P., Ramazzotti, V., Rebuzzi, A.G., Crea, F., Maseri, A., Preprocedural serum levels of C-reactive protein predict early complications and late restenosis after coronary angioplasty. J Am Coll Cardiol, 1999. 34(5): p. 1512-21.
167. Toutouzas, K., Colombo, A., Stefanadis, C., Inflammation and restenosis after percutaneous coronary interventions. Eur Heart J, 2004. 25(19): p. 1679-87.
168. Park, D.W., Yun, S.C., Lee, J.Y., Kim, W.J., Kang, S.J., Lee, S.W., Kim, Y.H., Lee, C.W., Kim, J.J., Park, S.W., Park, S.J., C-reactive protein and the risk of stent thrombosis and cardiovascular events after drug-eluting stent implantation. Circulation, 2009. 120(20): p. 1987-95.
169. Montone, R.A., Ferrante, G., Baca, M., Niccoli, G., Predictive value of C-reactive protein after drug-eluting stent implantation. Future Cardiol, 2010. 6(2): p. 167-79.
170. Cejna, M., Nichtinvasive periphere Gefäßdiagnostik – derzeitiger Stand der MR- und CT-Angiographie in der Diagnostik der peripheren arteriellen Verschlußkrankheit. Zeitschrift für Gefäßmedizin, 2005. 2(2): p. 10-16.
171. Reddy Sirineni, G.K., Tigges, S., Stillman, A.E., Coronary CTA for Stent Evaluation MDCT, M.K. Kalra, S. Saini, and G.D. Rubin, Editors. 2008, Springer Milan. p. 269-275.
172. Randomised trial of endarterectomy for recently symptomatic carotid stenosis: final results of the MRC European Carotid Surgery Trial (ECST). Lancet, 1998. 351(9113): p. 1379-87.

173. Beneficial effect of carotid endarterectomy in symptomatic patients with high-grade carotid stenosis. North American Symptomatic Carotid Endarterectomy Trial Collaborators. N Engl J Med, 1991. 325(7): p. 445-53.
174. Arning, C., Widder, B., von Reutern, G.M., Stiegler, H., Gortler, M., [Revision of DEGUM ultrasound criteria for grading internal carotid artery stenoses and transfer to NASCET measurement]. Ultraschall Med, 2010. 31(3): p. 251-7.
175. Jaff, M.R., Goldmakher, G.V., Lev, M.H., Romero, J.M., Imaging of the carotid arteries: the role of duplex ultrasonography, magnetic resonance arteriography, and computerized tomographic arteriography. Vasc Med, 2008. 13(4): p. 281-92.
176. Bruining, N., Tanimoto, S., Otsuka, M., Weustink, A., Ligthart, J., de Winter, S., van Mieghem, C., Nieman, K., de Feyter, P.J., van Domburg, R.T., Serruys, P.W., Quantitative multi-modality imaging analysis of a bioabsorbable poly-L-lactic acid stent design in the acute phase: a comparison between 2- and 3D-QCA, QCU and QMSCT-CA. EuroIntervention, 2008. 4(2): p. 285-91.
177. Eggebrecht, H., Rodermann, J., Hunold, P., Schmermund, A., Bose, D., Haude, M., Erbel, R., Images in cardiovascular medicine. Novel magnetic resonance-compatible coronary stent: the absorbable magnesium-alloy stent. Circulation, 2005. 112(18): p. e303-4.
178. Hietala, E.M., Maasilta, P., Stahls, A., Salminen, U.S., Harjula, A.L., Valimaa, T., Kivisaari, L., Magnetic resonance evaluation of luminal patency after polylactide stent implantation: an experimental study in a rabbit aorta model. Eur Radiol, 2003. 13(5): p. 1025-32.
179. Nuutinen, J.P., Clerc, C., Virta, T., Tormala, P., Effect of gamma, ethylene oxide, electron beam, and plasma sterilization on the behaviour of SR-PLLA fibres in vitro. J Biomater Sci Polym Ed, 2002. 13(12): p. 1325-36.
180. Guo, Q., Lu, Z., Zhang, Y., Li, S., Yang, J., In vivo study on the histocompatibility and degradation behavior of biodegradable poly(trimethylene carbonate-co-D,L-lactide). Acta Biochim Biophys Sin (Shanghai), 2011. 43(6): p. 433-40.
181. Su, S., Chao, R., Landau, C., Nelson, K., Timmons, R., Meidel, R., Eberhart, R., An expandable bioresorbable endovascular stent: 1. Fabrication and properties. Ann Biomed Eng, 2003. 31: p. 667-677.
182. Tamai, H., Igaki, K., Tsuji, T., al., E., A Biodegradable Poly-l-lactic Acid Coronary Stent in the Porcine Coronary Artery. J Interv Cardiol, 1999. 12(6): p. 443-449.
183. Schwartz, R.S., Edwards, W.D., Bailey, K.R., Camrud, A.R., Jorgenson, M.A., Holmes, D.R., Jr., Differential neointimal response to coronary artery injury in pigs and dogs. Implications for restenosis models. Arterioscler Thromb, 1994. 14(3): p. 395-400.

184. Rogers, C., Edelman, E.R., *Endovascular stent design dictates experimental restenosis and thrombosis.* Circulation, 1995. 91(12): p. 2995-3001.
185. Carter, A.J., Laird, J.R., Kufs, W.M., Bailey, L., Hoopes, T.G., Reeves, T., Farb, A., Virmani, R., *Coronary stenting with a novel stainless steel balloon-expandable stent: determinants of neointimal formation and changes in arterial geometry after placement in an atherosclerotic model.* J Am Coll Cardiol, 1996. 27(5): p. 1270-7.
186. Kang, S.J., Mintz, G.S., Park, D.W., Lee, S.W., Kim, Y.H., Whan Lee, C., Han, K.H., Kim, J.J., Park, S.W., Park, S.J., *Mechanisms of in-stent restenosis after drug-eluting stent implantation: intravascular ultrasound analysis.* Circ Cardiovasc Interv, 2011. 4(1): p. 9-14.
187. Zhang, L., Lu, H., Huang, J., Guan, Y., Sun, H., *Simvastatin exerts favourable effects on neointimal formation in a mouse model of vein graft.* Eur J Vasc Endovasc Surg, 2011. 42(3): p. 393-9.
188. Yi, I., Lee, J.J., Park, J.S., Zhang, W.Y., Kim, I.S., Kim, Y., Shin, C.Y., Kim, H.S., Myung, C.S., *Enhanced effect of losartan and rosuvastatin on neointima hyperplasia.* Arch Pharm Res, 2010. 33(4): p. 593-600.
189. Afergan, E., Ben David, M., Epstein, H., Koroukhov, N., Gilhar, D., Rohekar, K., Danenberg, H.D., Golomb, G., *Liposomal simvastatin attenuates neointimal hyperplasia in rats.* AAPS J, 2010. 12(2): p. 181-7.
190. Chu, C.F., Lu, A., Liszkowski, M., Sipehia, R., *Enhanced growth of animal and human endothelial cells on biodegradable polymers.* Biochim Biophys Acta, 1999. 1472(3): p. 479-85.
191. Xu, H., Deshmukh, R., Timmons, R., Nguyen, K.T., *Enhanced endothelialization on surface modified poly(L-lactic acid) substrates.* Tissue Eng Part A, 2011. 17(5-6): p. 865-76.
192. Yamawaki, T., Shimokawa, H., Kozai, T., Miyata, K., Higo, T., Tanaka, E., Egashira, K., Shiraishi, T., Tamai, H., Igaki, K., Takeshita, A., *Intramural delivery of a specific tyrosine kinase inhibitor with biodegradable stent suppresses the restenotic changes of the coronary artery in pigs in vivo.* J Am Coll Cardiol, 1998. 32(3): p. 780-6.
193. Lincoff, A.M., Furst, J.G., Ellis, S.G., Tuch, R.J., Topol, E.J., *Sustained local delivery of dexamethasone by a novel intravascular eluting stent to prevent restenosis in the porcine coronary injury model.* J Am Coll Cardiol, 1997. 29(4): p. 808-16.
194. Saito, Y., Tanaka, T., Andoh, A., Minematsu, H., Hata, K., Tsujikawa, T., Nitta, N., Murata, K., Fujiyama, Y., *Novel biodegradable stents for benign esophageal strictures following endoscopic submucosal dissection.* Dig Dis Sci, 2008. 53(2): p. 330-3.
195. Mochizuki, Y., Saito, Y., Tanaka, T., Nitta, N., Yamada, H., Tsujikawa, T., Murata, K., Fujiyama, Y., Andoh, A., *Endoscopic Submucosal Dissection Combined with the Placement of Biodegradable Stents for*

Recurrent Esophageal Cancer After Chemoradiotherapy. J Gastrointest Cancer, 2011.
196. Tammela, T.L., Talja, M., *Biodegradable urethral stents.* BJU Int, 2003. 92(8): p. 843-50.
197. Ueda, K., Mukai, T., Ichinose, S., Koyama, Y., Takakuda, K., *Bioabsorbable device for small-caliber vessel anastomosis.* Microsurgery, 2010. 30(6): p. 494-501.

8 ABKÜRZUNGSVERZEICHNIS

Abkürzung	Erklärung
316L	Medizinischer Edelstahl
aPTT	Activated partial thromboplastin time
A_A	Arterienfläche
ACC	Arteria carotis communis
AF	Arteria femoralis
AIC	Arteria iliaca communis
AIE	Arteria iliaca externa
A_{KA}	Kreisfläche Arterie
A_{KL}	Kreisfläche Lumen
A_L	Lumenfläche
AMS	Arteria mesenterica superior
AMS I-III	Absorbierbarer Magnesiumstent I-III
AR	Arteria renalis
ASS	Acetylsalicylsäure
BMS	Bare Metal Stent
BVS	Bioeresorbable Vascular Scaffold
CAS	Carotid Artery Stenting
CEA	Carotid Endarterectomy
CRP	C-reaktives Protein
CT	Computertomographie
d_A	Arteriendurchmesser
d_L	Lumendruchmesser
DES	Drug-Eluting-Stent
DSA	Digitale Subtraktionsangiographie
ECST	European Carotid Surgery Trial
EEM	Membrana elastica externa
Hb	Hämoglobin
Hkt	Hämatokrit
IEM	Membrana elastica interna
i.m.	intramuskulär
INR	International Normalized Ratio
ISR	In-Stent-Restenose
IU	International Unit
i.v.	intravenös

MCH	Mittleres korpuskuläres Hämoglobin
MCHC	Mittlere korpuskuläre Hämoglobinkonzentration
MCV	Mittleres korpuskuläres Volumen
MRT	Magnetresonanztomographie
MT	Mediadicke
NaCl	Natriumchlorid
NASCET	North American Surgical Carotid Endarterectomy Trial
NF	Neointimafläche
NIH	Neointimale Hyperplasie
NT	Neointimal Thickness
OL	Original Lumen
pAVK	Periphere arterielle Verschlusskrankheit
P4HB	Poly-4-Hydroxybuttersäure
PCL	Polycaprolacton
PDLA	Poly-D-Lactid-Acid
PDLLA	Poly-D-L-Lactid-Acid
PLA	Poly-Lactid-Acid
PLLA	Poly-L-Lactid-Acid
PTA	Perkutane transluminale Angioplastie
PTCA	Perkutane transluminale Koronarangioplastie
PTFE	Polytetrafluorethylen
R_A	Rundheit Arterie
RF	Prozentuale flächenbezogene Restenose
R_L	Rundheit Lumen
RL	Residual Lumen
ST	Stent-Thrombose
TC	Truncus coeliacus
TEC	Triethylzitrat
U_A	Arterienumfang
U_L	Lumenumfang
µCT	Mikro-Computertomographie

9 ABBILDUNGSVERZEICHNIS

Abbildung 1: Neuer, unexpandierter (oben) und expandierter (unten) PLLA/P4HB-Polymer-Stent 16

Abbildung 2: PLLA/P4HB-Stent mit endständigen röntgendichten Wolfram-Markierungen 17

Abbildung 3: PLLA/P4HB-Stent montiert auf einem Ballonkatheter 23

Abbildung 4: Digitale Subtraktionsangiographie einer rechten Arteria renalis 29

Abbildung 5: Umfang und Fläche von Arterie (links) und Lumen (rechts) im Mikro-Computertomographie-Schnittbild eines PLLA/P4HB-Stent-tragenden Gefäß 30

Abbildung 6: Computertomographische Messung der Stent- (links) und Gefäß- (rechts) Innendurchmesser 32

Abbildung 7: Messgrößen des distalen Stenosegrads nach NASCET bei Plaque (links) und abgewandelt für Stents (rechts) 33

Abbildung 8: Darstellung der drei Schnittebenen und der histologisch untersuchten Dünnschnitte der Stents (Pfeile) 34

Abbildung 9: Schema der Arterienwand 38

Abbildung 10: PLLA/P4HB-Stent mit Röntgenmarker (große Pfeile) unter Durchleuchtung vor (A) und nach (B) Dilatation, sowie nach Rückzug (C) des Ballonkatheters (kleine Pfeile) 39

Abbildung 11: Präparation der rechten A. carotis communis 42

Abbildung 12: DSA vor (links) und nach (rechts) PLLA/P4HB-Stent-Implantation 48

Abbildung 13: Ballonkatheter in der rechten, implantierter 316L-Stent (Pfeil) in der linken Arteria carotis communis 48

Abbildung 14: µCT-Schnittbilder eines PLLA/P4HB-Stents mit Gefäßwand (oben) und eines 316L-Stents (unten) 49

Abbildung 15: 3D-Rekonstruktionen eines PLLA/P4HB-Stents mit Gefäßwand (links) und eines 316L-Stents (rechts) 50
Abbildung 16: Repräsentative Computertomographie-Aufnahmen mit markierten PLLA/P4HB- (dünne Pfeile) und 316L-Stents (dicke Pfeile) . 52
Abbildung 17: Distaler Stenosegrad [%] der Arteria carotis communis durch Stents 54
Abbildung 18: Repräsentative histologische Querschnitte einer Arteria carotis communis mit 316L- (A) und PLLA/P4HB-Stent (B) 54
Abbildung 19: Verletzungs-Score nach Schwartz 55
Abbildung 20: Entzündungs-Score nach Kornowski 56
Abbildung 21: PLLA/P4HB-Struts umgeben von Entzündungszellen 57
Abbildung 22: Neointimafläche (NF) 59
Abbildung 23: Flächenbezogene Restenoserate 59

10 TABELLENVERZEICHNIS

Tabelle 1: Zugangsgefäße der Akut-Versuche 21
Tabelle 2: Zielgefäße der Akut-Versuchsreihe 24
Tabelle 3: Zielgefäße der 4-Wochen-Versuchsreihe 25
Tabelle 4: Kenngrößen und Formeln der Mikro-Computertomographie-Untersuchungen 31
Tabelle 5: Kenngrößen und Formeln der computertomographischen Untersuchungen mit Kontrastmittel 33
Tabelle 6: Verletzungs-Score nach Schwartz 35
Tabelle 7: Entzündungs-Score nach Kornowski 36
Tabelle 8: Kenngrößen und Formeln der Planimetrie 37
Tabelle 9: Körpergewicht der Akut-Versuchstiere 40
Tabelle 10: Beurteilung der Zielgefäße in Akut-Versuchen 43

Tabelle 11: Basisparameter und intraoperative Blutwerte der 4-Wochen-Versuche 46
Tabelle 12: Messgrößen der gestenteten Gefäßsegmente 50
Tabelle 13: Abgeleitete Kenngrößen der gestenteten Gefäßsegmente 51
Tabelle 14: Mess- und Kenngrößen aus der Kontrastmittel-Computertomographie 53
Tabelle 15: Distaler Stenosegrad [%] der Arteria carotis communis durch Stents 53
Tabelle 16: Durchschnittliche Neointima- (NT) und Mediadicke (MT) 58
Tabelle 17: Ursprüngliches (OL) und verbleibendes Lumen (RL) 58

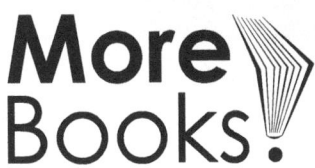

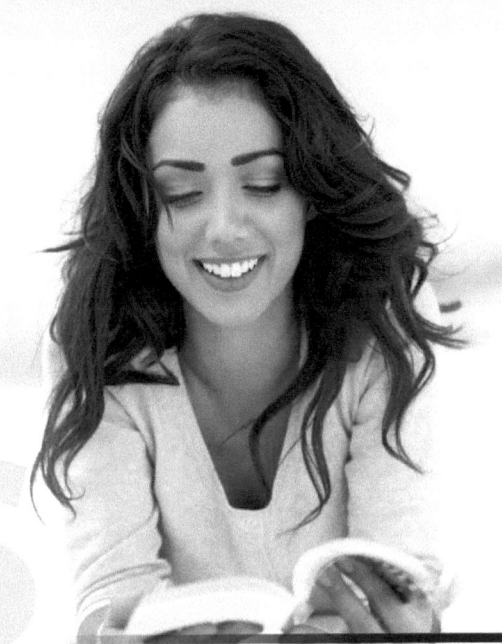

i want morebooks!

Buy your books fast and straightforward online - at one of world's fastest growing online book stores! Environmentally sound due to Print-on-Demand technologies.

Buy your books online at

www.get-morebooks.com

Kaufen Sie Ihre Bücher schnell und unkompliziert online – auf einer der am schnellsten wachsenden Buchhandelsplattformen weltweit! Dank Print-On-Demand umwelt- und ressourcenschonend produziert.

Bücher schneller online kaufen

www.morebooks.de

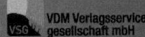 VDM Verlagsservicegesellschaft mbH
Heinrich-Böcking-Str. 6-8   Telefon: +49 681 3720 174   info@vdm-vsg.de
D - 66121 Saarbrücken   Telefax: +49 681 3720 1749   www.vdm-vsg.de

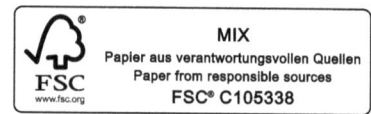

Printed by Books on Demand GmbH, Norderstedt / Germany